FRANZISKA RING

Rosacea – das hilft wirklich

Die erprobte 3-Raum-Methode gegen Rötungen, Pusteln und brennende Haut

Hautpflege, Ernährung, Lebensführung

humboldt

GELEITWORT

Liebe Leserinnen und Leser,

Rosacea ist ein Krankheitsbild, das im mittleren Lebensalter als entzündliche Hauterkrankung auftritt und stigmatisiert. Es stigmatisiert deshalb, weil die Gesichtshaut betroffen ist und die Vergrößerung der Nasenform, das sogenannte Rhinophym, oftmals fälschlicherweise mit Alkoholismus in Zusammenhang gebracht wird.

Zwei Drittel der Rosacea-Betroffenen konsultieren keinen Arzt und wissen auch nicht, wie gut und erfolgreich das Krankheitsbild behandelt werden kann. Oftmals kommt es dann zu einer völlig ungeeigneten Eigentherapie, beispielsweise durch eine Kortisoncreme.

Die Forschungsergebnisse zu den möglichen Ursachen der Rosacea, etwa angeborene Immunität, mikrobielle Peptide, Demodex-Milben-Besiedlung oder Gefäßhyperreaktivität, haben zu therapeutischen Ansätzen geführt, die mit einer lokalen Behandlung starten und mitunter auch medikamentöse Therapien in Tablettenform notwendig machen. Die dermatologische Stufentherapie ist in den entsprechenden Leitlinien gut dokumentiert und nachzulesen. Diese Leitlinien sind wichtig für den behandelnden Arzt, aber für Betroffene schwer zu durchschauen. In diese Lücke springt Franziska Ring als selbst Betroffene. Mit ihrem Bericht über ihre eigene Rosacea-Erkrankung schafft sie ein „Wir"-Gefühl und vermittelt Zuversicht.

Das Buch ist aber mehr als ein Erfahrungsbericht. Es will Hilfestellungen geben: zu allgemeinen Maßnahmen, individuellen Provokationsfaktoren, UV-Strahlung, Ernährung, Umgebungstemperaturen, Hautpflege und vielem mehr. Franziska Ring startet damit, sich selbst die „Irrtümer" bei ihrer Rosacea-Odyssee einzugestehen, und entwickelt in der Folge ein einfühlsames Konzept. Sie nennt es einprägsam die „3-Raum-Methode", denn sie umfasst das gesamte Lebensumfeld: Auf was ist bei Rosacea zu achten in der Küche (Ernährung), im Badezimmer (Pflege) und im Wohnzimmer (weiteres Leben)? Sie lässt den Betroffenen grundsätzlich alle Freiheiten und drängt ihre Erfahrungen und Empfehlungen niemandem als einzig mögliche Lösung auf. Im Gegenteil, sie empfiehlt, gezielt auszuwählen, was individuell flankierend zur medizinischen Behandlung passt.

Ich bin sicher, das Buch nimmt Ihnen als Rosacea-Betroffene die Angst vor der Krankheit und macht Ihnen Mut zu ärztlicher Behandlung und Eigeninitiative!

Prof. Dr. med. Christiane Bayerl
Klinik für Dermatologie und Allergologie,
Hauttumorzentrum Wiesbaden,
Helios Dr. Horst Schmidt Kliniken Wiesbaden

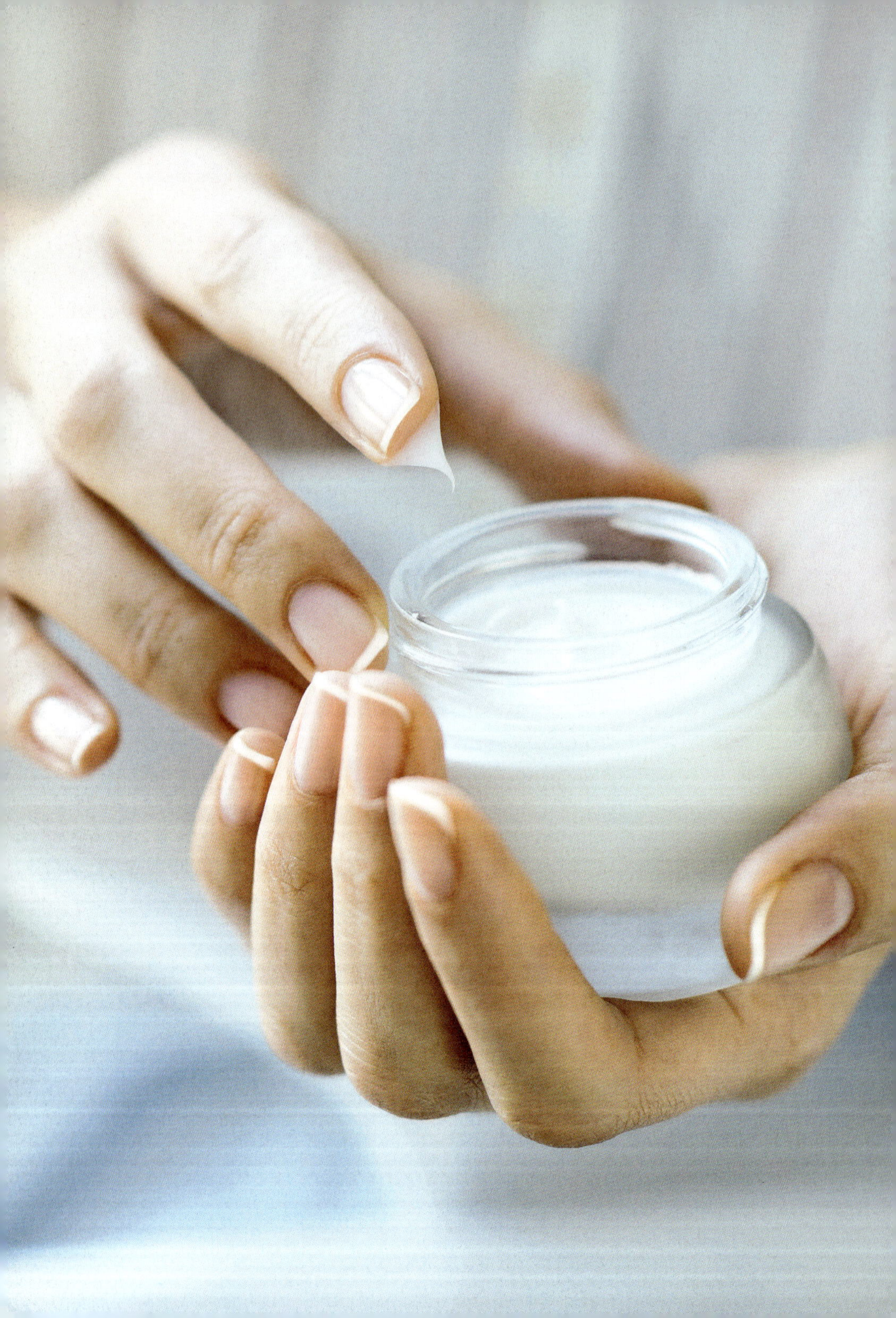

EIN PAAR WORTE VORWEG

In diesem Kapitel erfahren Sie, was es mit der 3-Raum-Methode auf sich hat und wie Sie am besten mit diesem Buch arbeiten. Außerdem schildere ich Ihnen meinen Krankheitsverlauf, weil ich gerade in der Entstehungszeit meiner Rosacea verschiedene Fehler gemacht habe, die Sie vermeiden bzw. aus denen Sie lernen können.

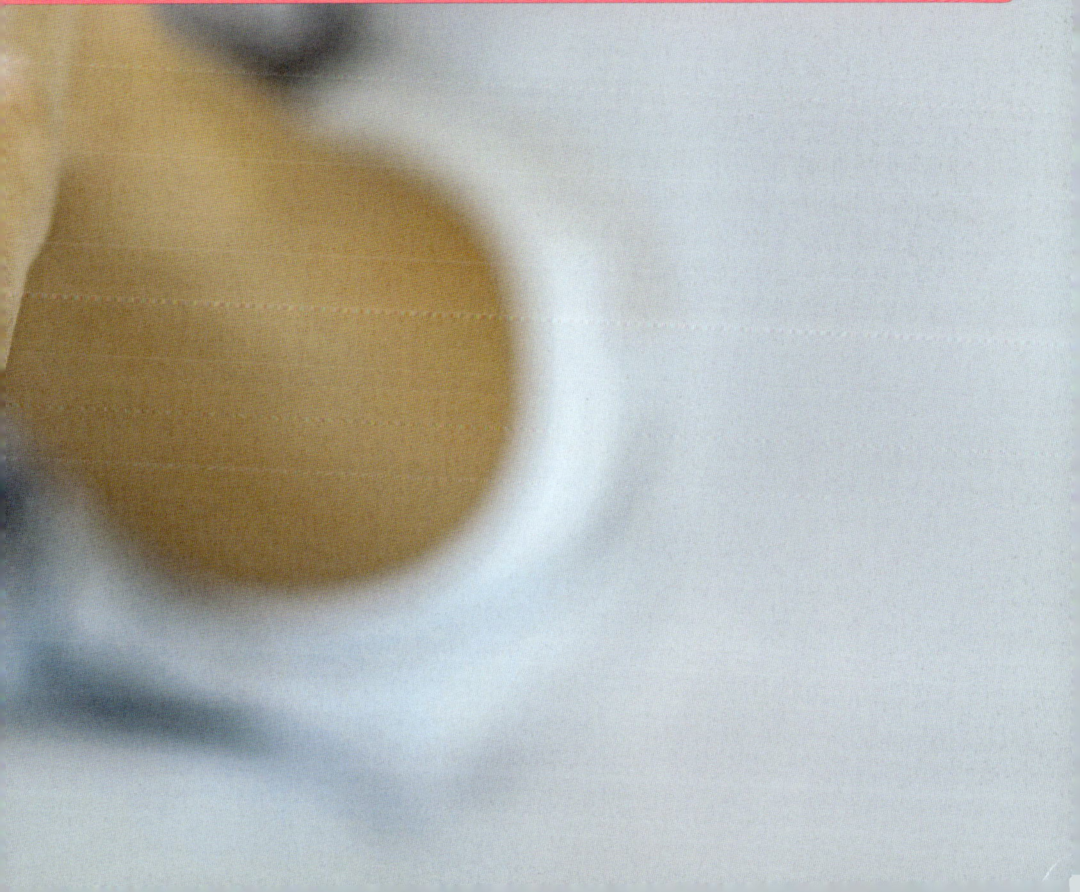

Das erwartet Sie in diesem Buch

Leiden Sie unter geröteter Haut sowie dauerhaftem oder schubweise auftretendem Jucken, Brennen sowie Hitzegefühlen im mittleren Drittel des Gesichts? Haben Sie sichtbare rote Äderchen an Nase und Wangen? Kämpfen Sie trotz weit zurückliegender Teenagerzeit noch immer mit Pusteln? Verschlimmern sich die genannten Symptome unter bestimmten Umständen, z. B. nach einem Glas Rotwein, scharfen Speisen oder einem längeren Aufenthalt in der Sonne?

Dann könnte es sein, dass Sie unter der chronisch-entzündlichen Erkrankung Rosacea (Betonung auf dem ersten „a") leiden, die auch unter den Namen Rosazea, Kupferfinne, Kupferrose oder „Fluch der Kelten" bekannt ist. Mit dieser Diagnose sind Sie nicht allein: Rund zwölf Prozent der Deutschen sollen von der schubweise auftretenden Krankheit betroffen sein[1], die Lebensqualität und Selbstwertgefühl stark beeinträchtigen kann.

!

Dieses Buch hilft Ihnen dabei, langfristig Schübe zu verringern, Symptome abzumildern und Ihre Haut in einen beruhigten Zustand zurückzuführen.

Dieses Buch hilft Ihnen dabei, langfristig Schübe zu verringern, Symptome abzumildern und Ihre Haut in einen beruhigten Zustand zurückzuführen. Sie fragen sich sicher, ob Ihnen dieses Buch den Gang zum Arzt erspart. Die Antwort ist nicht ganz einfach und hängt von verschiedenen Faktoren ab. Grundsätzlich lässt sich die Frage jedoch mit „Nein" beantworten. Zunächst einmal ist der Besuch beim Dermatologen wichtig, um eine eindeutige Diagnose zu erhalten und damit andere Erkrankungen mit einem ähnlichen Erscheinungsbild auszuschließen. Kann Ihr Hautarzt eine Rosacea feststellen, wird er Ihnen je nach Schweregrad Salben oder Tabletten verschreiben. In schlimmeren Fällen der chronisch-entzündlichen Erkrankung bleibt Ihnen eine solche Therapie nicht erspart. Trotzdem können Sie die Tipps der Selbsthilfe-Methode, die ich Ihnen hier vorstelle, begleitend anwenden, um Ihre Symptome zu bessern. Leiden Sie unter einer leichteren Form der Rosacea, können Sie überlegen, ob Sie zu-

Was ist Rosacea?

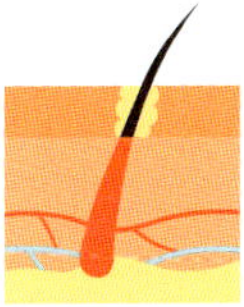

Ursachen der Rosacea
Die Ursachen der Rosacea sind bislang ungeklärt. Es scheinen verschiedene Faktoren eine Rolle zu spielen.

Fakten

12 % der Deutschen ♀ > ♂

meist Diagnose mit ca. 30 Jahren

Helle Hauttypen

Typen

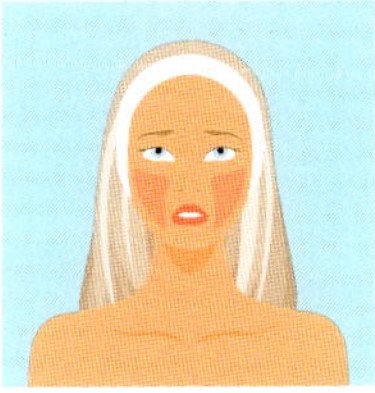

Stadium I: Rötungen und erweiterte Äderchen

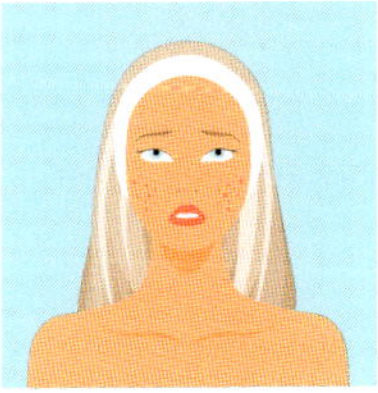

Stadium II: Pusteln und Rötungen

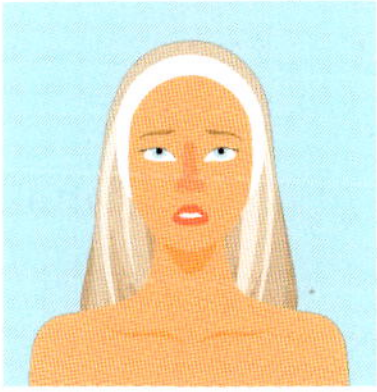

Stadium III: Wucherungen von Bindegewebe und Talgdrüsen

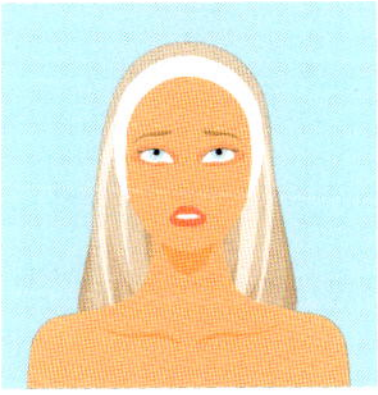

Subtyp: Rosacea mit Augenbeteiligung

Typische Rosacea-Trigger

Kälte · Sonnenstrahlung · Hitze · Wind · scharfe Speisen

Alkohol · heiße Getränke · Koffein · Zigarettenrauch · Sport

reizende Kosmetika · Stress · bestimmte Medikamente · hormonelle Ursachen

Therapie

Ernährung: Entzündungshemmende Ernährung (Raum 1: Küche)
Pflege: Reizarme Kosmetik (Raum 2: Badezimmer)
Leben: Rosaceafreundlicher Alltag (Raum 3: Wohnzimmer)

Schulmedizinische Therapie
In allen Stadien: Therapeutische Cremes und Gels zum Auftragen auf die Haut
Mittelschwere bis schwere Fälle: niedrig dosierte Antibiotika
Schwere Fälle: Isotretinoin
Wenn betroffen: Pflege der Augen
Laserbehandlung gegen erweiterte Äderchen
Chirurgisches Abtragen von Wucherungen

nächst einmal testweise auf Medikamente verzichten und die Symptome Ihrer Rosacea nur mit der 3-Raum-Methode in den Griff bekommen möchten. Es ist auch möglich und kann sehr sinnvoll sein, dass Sie die Tipps begleitend zur dermatologischen Behandlung ausprobieren.

In diesem Buch werden Sie Wissenswertes über die Erkrankung Rosacea erfahren. Ebenso zeige ich Ihnen die Zusammenhänge zwischen Ihrer Lebensweise und dem Auftreten eines Rosacea-Schubs auf. Sie lernen, entspannt mit Ihrer Erkrankung zu leben. Im Praxisteil stelle ich Ihnen meine 3-Raum-Methode und verschiedene Tipps vor, die Ihnen zu einer besseren Haut verhelfen sollen. Keine Angst, Sie müssen bei Weitem nicht alle davon in die Tat umsetzen, um den gewünschten Erfolg zu erzielen. Verstehen Sie meine Empfehlungen eher als Vorschläge, deren Wirksamkeit Sie für sich persönlich austesten können. Auch wenn es für die Rosacea bislang keine Heilung geben mag – wohl auch, weil die Ursachen nicht endgültig geklärt sind –, haben Sie mit diesem Buch die nötige Ausrüstung an der Hand, um Ihre Erkrankung positiv zu beeinflussen.

Wie Sie Ihre Haut selbst verbessern können

Der Zustand Ihrer Haut belastet Sie. Ansonsten würden Sie sich wohl kaum für ein Buch interessieren, das Ihnen ein besseres Leben mit der Hautkrankheit Rosacea in Aussicht stellt. Rötungen, erweiterte Äderchen, Brennen und Pusteln braucht ja auch wirklich niemand.

Auch wenn die Symptome nicht lebensbedrohlich sind, stellen sie oftmals eine hohe psychische Belastung dar. Kein Wunder, tritt die Erkrankung vor allem im mittleren Gesichtsdrittel auf und ist somit nicht leicht zu verbergen. Bei einem solchen Leidensdruck verwundert die Tatsache, dass rund 30 Prozent aller diagnostizierten Betroffenen nichts unternehmen, um ihre akuten Schübe zu verringern.[2] Über die Gründe kann letztlich nur spekuliert werden. Sicher ist aber, dass viele nur unzureichend über die zahlreichen Möglichkeiten der Selbsthilfe informiert sind und sich ihrer Krankheit auch deshalb hilflos ausgeliefert fühlen.

Aus eigener Erfahrung weiß ich, dass Dermatologen ihren Patienten nur selten Tipps geben, die über grundlegende Empfehlungen wie die Verwendung eines Sonnenschutzes hinausgehen. Meist bleibt es bei einem kurzen, allgemeinen Gespräch über Faktoren, die eine Verschlechterung der Krankheitssymptome bewirken, und ein paar Hinweisen zur täglichen Pflege. Vor allem direkt nachdem die Erstdiagnose gestellt wurde, gehen diese Informationen oftmals im Strudel der Gefühle unter. Wer denkt in so einem Moment schon daran, sich Notizen zu machen oder hat einen Katalog von Fragen parat? Diese Informationslücke soll mein Buch schließen und Ihnen dabei als Quelle effektiver Selbsthilfemethoden dienen.

!

Auch wenn die Rosacea-Symptome nicht lebensbedrohlich sind, stellen sie doch oft eine hohe psychische Belastung dar.

Sie würden am liebsten sofort eine bessere, ruhige Haut haben, habe ich recht? Mit einem Fingerschnippen von all den lästigen Symptomen befreit sein, das wäre schön. Aber müssen Sie dazu gleich ein ganzes Buch über Rosacea lesen? Ja, denn es gibt zahlreiche gute Gründe, sich genauer mit der Rosacea zu beschäftigen. Je besser Sie sich mit Ihrer Krankheit auskennen und die Ursachen eines möglicherweise auftretenden Schubes kennen, umso weniger wird Ihnen die Rosacea wie eine fremde, willkürlich auftretende Bedrohung erscheinen. Auf diese Weise sind Sie schon bald in der Lage, Zusammenhänge zwischen einer akuten Verschlechterung der Symptome und Ihrer Lebensweise herzustellen. Ob Sie Ihr Verhalten entsprechend ändern möchten, um weiteren entzündlichen Schüben vorzubeugen, liegt dann ganz in Ihrer Hand.

Psychoedukation

Meine Methode fällt in den Bereich der sogenannten Psychoedukation. Darunter versteht man die Aufklärung von Patienten über ihre Erkrankung. Dies soll das Krankheitsverständnis, den selbstverantwortlichen Umgang mit der Krankheit und die Krankheitsbewältigung fördern. Zudem können psychische Belastungen wie Minderwertigkeitsgefühle reduziert werden. Denn mit der steigenden Erkenntnis darüber, dass den Symptomen eine spezifische Erkrankung und nicht einfach nur ein unangenehmes Hautproblem zugrunde liegt, können Scham und Schuldgefühle deutlich abnehmen.

Wenn Sie die Tipps der 3-Raum-Methode anwenden, werden Sie merken, dass Sie sich der Rosacea schon bald nicht mehr ausgeliefert fühlen und die Kontrolle über die Krankheit wiedererlangen. Das setzt einen positiven Kreislauf in Gang. Denn durch die nun seltener auftretenden Symptome steigt Ihr mentales Wohlbefinden, während der Stresslevel und damit einer der Haupttrigger für Rötungen, Pusteln und Co. sinkt. Ganz klar: Bestimmte Trigger, z. B. aus dem Bereich der Ernährung, sind einfacher zu beeinflussen als mentaler Stress, aber alle sind letztendlich gut in den Griff zu bekommen.

Selbstverantwortung – eine große Chance

Leider ist die Rosacea eine Krankheit, die Ihre Mitwirkung wie in meiner 3-Raum-Methode beschrieben erfordert. Denn auch wenn die Medikamente auf dem Markt sehr wirksam sind, haben Sie keine hundertprozentige Garantie dafür, dass die Symptome nicht wieder auftreten, wenn Sie weiter ein eher „Rosacea-unfreundliches“ Leben (z. B. mit ausgiebigen Sonnenbädern) führen. Dies mag zunächst einmal wie eine große Bürde anmuten, da der Behandlungserfolg Ihrer Hautprobleme auch von Ihnen und nicht ausschließlich vom Arzt oder der Wirksamkeit einer Pille abhängt. Verzweifeln Sie deswegen nicht, sondern versuchen Sie stattdessen die Selbstverantwortung als große Chance zu sehen und werden Sie zu Ihrem eigenen Heiler.

Vielleicht fühlen Sie sich bei der Aussicht, an verschiedenen Stellschrauben der Bereiche Ernährung, Pflege und dem alltäglichen Leben drehen zu müssen, um Ihre Rosacea zu lindern, Ihrer Lebensfreude beraubt. Vielleicht fragen Sie sich, wo der Spaß bleibt, wenn ich Ihnen empfehle, weniger Alkohol zu trinken oder auf ausgedehnte Sonnenbäder (ohne den nötigen Schutz) zu verzichten. Nun, zum einen müssen Sie bei Weitem nicht alle Empfehlungen des Buches umsetzen, um eine Verbesserung Ihres Hautzustandes zu erzielen. Zum anderen spielt der Leidensdruck eine große Rolle. Stören Sie Ihre Rötungen und Pusteln nur minimal, werden Sie vielleicht nur wenige Tipps des Buches anwenden und damit zufrieden sein. Leiden Sie sehr unter den Rosacea-Symptomen, sind Sie sicher gern bereit, meine Empfehlungen dafür zu nutzen, Ihre Rosacea unter Kontrolle zu bekommen. Und wir sind alle Menschen: Natürlich gibt es Dinge, auf die auch ich nie verzichten werde – wie z. B. ein schönes Vollbad oder ein Stück Schokolade –, auch wenn sie meine Rosacea potenziell verschlechtern können.

!

Wir sind alle Menschen: Es gibt Dinge, auf die auch ich nie verzichten werde, auch wenn sie meine Rosacea potenziell verschlechtern können.

Ich möchte Sie so gut wie nur möglich auf Ihrem Weg zu ruhiger Haut unterstützen. Hierfür nutze ich neben diesem Buch auch meine Webseite www.rosacea-selbsthilfe.de. Dort finden Sie unter anderem stets aktuelle Produktempfehlungen samt Bezugsquellen, die Sie zur Umsetzung der einzelnen Tipps meiner 3-Raum-Methode benötigen, sowie einen Blog mit Infos und Tipps. Haben Sie ganz konkrete Fragen an mich? Schreiben Sie mir eine Mail an post@rosacea-selbsthilfe.de. Ich versuche Ihnen gerne weiterzuhelfen.

Mein langer Weg zur Diagnose

Die Rosacea tritt vor allem im mittleren Gesichtsdrittel auf und äußert sich, je nach Stadium, vorwiegend in erweiterten Äderchen, Rötungen oder auch Pusteln.

Meine Krankheitsgeschichte ist keine besondere. Sie gleicht in ihrem langwierigen Prozess bis zur letztendlichen Diagnose „Rosacea" vielen anderen. Erste Beschwerden traten bei mir mit Anfang 20 auf. Aber erst sechs Jahre sowie viele ärztliche Fehleinschätzungen und Fehlbehandlungen später sollte endlich ein Dermatologe erkennen, was das Brennen sowie die Rötungen und Pusteln in meinem Gesicht zu bedeuten hatten. Ich möchte Ihnen hier meinen Krankheitsverlauf schildern, weil ich gerade in der Entstehungszeit meiner Rosacea, also im Vorstadium, verschiedene Fehler gemacht habe, die Sie besser vermeiden sollten.

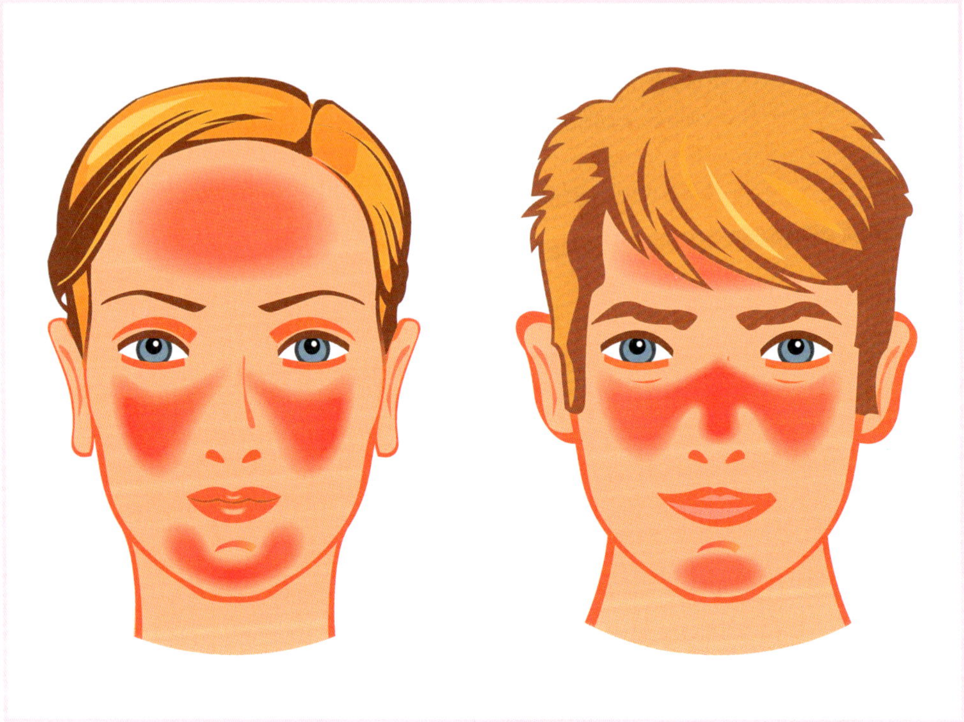

1. Irrtum: Mehr ist mehr

Zu Beginn meiner Erkrankung plagte mich ein Brennen im Gesicht, das vor allem in warmen Räumen auftrat. Das Phänomen war mir unbekannt und ich mutmaßte, dass meine Haut einfach mehr Pflege brauchte. Deshalb trug ich folglich nicht nur morgens und abends reichlich, sondern auch zwischendurch immer mal wieder meine Gesichtscreme auf. Meine Haut reagierte prompt mit Pusteln, die ich dann mit dem großzügigen Einsatz von Make-up abzudecken versuchte. Auf diese Weise hätte ich mir fast eine periorale Dermatitis eingehandelt: Diese Krankheit ist auch als Stewardessen-Krankheit bekannt und kann bei übermäßiger und für den individuellen Hautzustand falscher Pflege auftreten.

2. Irrtum: Quietschsaubere Haut

Alle Menschen mit Hautproblemen kennen das Bedürfnis nach einer ordentlichen Reinigung ihrer Haut. Dass dies aber nicht immer zuträglich ist, musste auch ich am eigenen Leib erfahren. Im ersten Moment nach der morgendlichen und abendlichen Reinigung fühlte sich meine Haut toll an. Quietschsauber eben. Aber langfristig merkte ich, dass sie zunehmend gereizt und trocken wurde. Kein Wunder: Die Drogeriemarkt-Reiniger mit aggressiven Waschsubstanzen und Alkohol griffen meine sowieso schon geschädigte Hautbarriere an und entzogen ihr jegliches Fett. Wie elementar wichtig eine passende, milde Reinigung bei Rosacea ist, war mir damals noch nicht klar.

3. Irrtum: Kosmetikerinnen wissen alles

In der Hoffnung auf die Hilfe eines Profis vereinbarte ich einen Termin bei der Kosmetikerin im Nachbarort. Sie unterzog mein Gesicht allerlei Behandlungen und kam zum Schluss, dass meine zu diesem Zeitpunkt eher ölige Haut eine reichhaltige Pflege bräuchte, um ihr so zu signalisieren, dass sie nicht mehr so viel

Fett produzieren müsse. Eigentlich gar nicht so verkehrt. Dieses Konzept findet heute vor allem in der Naturkosmetik Beachtung. Was es mir jedoch brachte? Nichts. Außer, dass meine Haut noch fettiger aussah als sonst und sich Pusteln immer mehr ausbreiteten. Heute weiß ich, dass die Rosacea-Haut höchst empfindlich auf fetthaltige Cremes reagiert. Einer der Pflegegrundsätze lautet deshalb: „Weniger ist mehr!"

Natürlich sollen meine Erfahrungen Sie nicht davon abhalten, ein Kosmetikstudio aufzusuchen. Sie sollten sich nur darüber im Klaren sein, dass die Mitarbeiterinnen dort nicht zwangsläufig Erfahrung im Umgang mit kranker, barrieregestörter Haut haben. Deshalb ist es ratsam, sich schon vor der Terminvereinbarung darüber zu informieren, ob sich die Angestellten mit dieser Erkrankung auskennen und ob sie bereits Menschen mit Rosacea zu ihren Kunden zählen.

4. Irrtum: Keine Pflege

Für mich schien es nach diesen Erfahrungen nun völlig logisch, alle Pflegeprodukte abzusetzen. Vielleicht würde ich meine Hautprobleme ja aushungern können. Keine gute Idee: Mein Gesicht fühlte sich schon bald staubtrocken an und schien noch gereizter als zuvor. Fazit: Keine Pflege ist auch keine Lösung. Was jedoch hilft, ist die richtige Pflege. Eine leichte Creme versorgt die Haut mit Feuchtigkeit und unterstützt so ihre Barrierefunktion gegenüber Reizen von außen.

5. Irrtum: Apotheken-Pflege ist immer gut

Wo konnte ich nun also eine Pflege für Menschen wie mich finden, Menschen, die nicht mit einer 08/15-Haut gesegnet waren? In der Apotheke! Als ich die Versprechen der Unternehmen las, die mit den neuesten Wirkstoffen für empfindliche Haut warben, war ich zunächst einmal glücklich und deckte mich mit der kompletten Produktlinie eines Anbieters ein. Damals wusste ich noch nicht, wie elementar wichtig und um wie viel schonender es für den Geldbeutel ist, zuerst die Inhaltsstoffe auf der Verpackung zu studieren, dann entsprechende Pröbchen anzufordern und die Pflege schließlich ausgiebig zu testen. Erst dann sollte man einen Kauf in Erwägung ziehen. Außerdem sollte man die neue Creme nicht gleich im ganzen Gesicht, sondern zunächst nur an einer kleinen Stelle auftragen, um feststellen zu können, wie die Haut reagiert. Unverträglichkeiten zeigen sich meist entweder direkt oder nach zwei bis drei Tagen.

In der Apotheke erhielt ich leider auch ein paar Mal den Ratschlag, Kortison auf die entzündlichen Pusteln zu geben. Hier ist jedoch besondere Vorsicht geboten: Kortison-Präparate in Tablettenform werden zwar oftmals bei Rosacea fulminans (einer ausgeprägten Form der Hautkrankheit) kurzfristig verschrieben, dürfen aber auf keinen Fall als Creme eingesetzt werden. Sie können sonst eine sogenannte Steroid-Rosacea auslösen. Zudem ist der Rebound-Effekt von Kortison – also die oft noch massivere Rückkehr der Symptome nach Absetzen dieses Wirkstoffs – ein bekanntes Phänomen.

6. Irrtum: Dann eben Naturkosmetik!

„Wenn mir schon keine Pflege aus der Apotheken helfen kann, dann probiere ich es eben mit Naturkosmetik", beschloss ich damals. Immerhin ist hier ja alles bio – und das ist gut, oder? Ich will es kurz machen: So sehr mir das Konzept der Naturkosmetik auch heute noch am Herzen liegt, machen die Hersteller es uns Rosacea-Geplagten ganz schön schwer, ihre Produkte zu mögen. Der Grund: Die Naturkosmetik setzt zur Konservierung gerne Alkohol ein oder fügt den Rezepturen ätherische Öle bei. Beides reizt die Rosacea-Haut.

7. Irrtum: Internet statt Arzt

So langsam stieg ein gewisser Trotz in mir auf. Wenn mir niemand mit meiner schlechten Haut helfen konnte, dann würde ich die Sache eben in die Hand nehmen. Ich begann das Internet zu durchforsten und stieß schon bald auf den mir bis dato unbekannten Begriff „Rosacea“. Langsam ging mir ein Licht auf. Erleichtert darüber, dass das Kind nun endlich einen Namen hatte, meldete ich mich in verschiedenen Foren an und stellte fest, dass auch andere unter all den Problemen litten, mit denen ich zu kämpfen hatte. Ein heilsamer Moment, ganz sicher. Ich war dankbar, dass ich hier Fragen stellen konnte, die von erfahreneren Usern beantwortet wurden. Doch die Schilderungen jahrelanger Leidenswege, von denen ich hier unter anderem las, verunsicherten mich.

Bevor Sie in die Foren-Welt einsteigen, möchte ich Sie darauf hinweisen, dass die Rosacea eine sehr individuelle Erkrankung ist. Tipps, die Ihnen dort gegeben werden, können Ihnen möglicherweise helfen, aber auch das Gegenteil bewirken. Auch die manchmal beschriebenen Horrorszenarien einzelner User sollten Sie richtig einzuschätzen lernen. In Foren tummeln sich zum Teil hartnäckige Fälle oder Neulinge, die nach der Schockdiagnose Rosacea eine erste Orientierung suchen. Menschen, die ihre Erkrankung gut im Griff haben, sind dort eher nicht vertreten, da sie keine Notwendigkeit mehr verspüren, sich mit anderen Betroffenen auszutauschen.

Wenn Sie sich über all dies im Klaren sind, können Sie die vielen Vorteile der Foren für sich nutzen und durch den Austausch mit Gleichgesinnten mitunter wertvolle Impulse erhalten, was den Umgang mit der Rosacea anbelangt.

Was ist die 3-Raum-Methode?

Trotz aller Schwierigkeiten und einiger Momente der Verzweiflung hatten diese Erfahrungen im Nachhinein auch etwas Gutes: Sie führten dazu, dass ich mich tiefergehend mit meiner kranken Haut und ihren Bedürfnissen befasste. Die 3-Raum-Methode entstand. Sie basiert auf der Tatsache, dass es – wie schon zuvor beschrieben – wichtig und sinnvoll ist, dass Sie selbst etwas für Ihre Hautgesundheit tun, auch wenn Sie bei einem Dermatologen in Behandlung sind. Denn die Anwendung einer therapeutischen Salbe beseitigt nicht zwangsläufig alle Symptome – vor allem nicht, wenn Sie weiterhin eine kontraproduktive Lebensweise pflegen. Hier hilft Ihnen meine 3-Raum-Methode. Vor allem Betroffene des Stadiums I und II – zu Letzteren zähle auch ich – profitieren von diesem Buch, da sie testen können, ob sie ihre Rosacea allein mit den hier beschriebenen Tipps in den Griff bekommen. Dieser Umgang mit der Krankheit wird all jenen zusagen, denen der Gedanke einer womöglich lebenslangen Behandlung mit Medikamenten widerstrebt. Natürlich spricht aber nichts dagegen, die 3-Raum-Methode in Kombination mit einer möglichen ärztlichen Therapie anzuwenden.

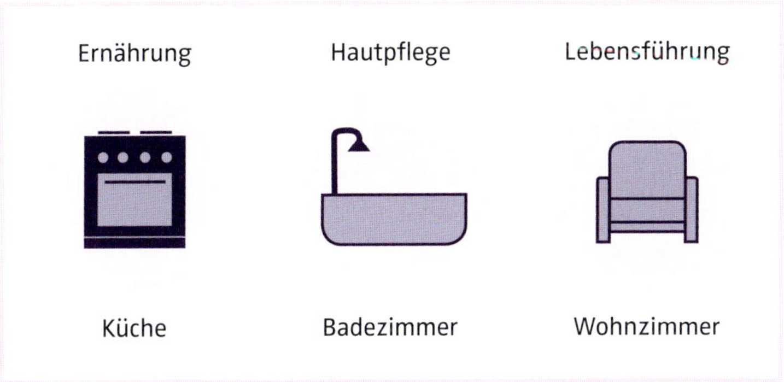

Die 3-Raum-Methode stellt Ihnen hilfreiche Tipps aus den Bereichen Ernährung, Pflege und allgemeine Lebensführung vor.

Wo die 3-Raum-Methode machtlos ist
Die bei fortgeschritteneren Formen der Rosacea auftretende „Knollennase" kann leider nur chirurgisch abgetragen werden. Hier ist meine Methode machtlos. Auch durch Schübe hervorgerufene dauerhaft erweiterte Äderchen können nur durch eine Laser-Behandlung beseitigt werden.

Wie funktioniert meine Selbsthilfe-Methode, die 3-Raum-Methode? Sie basiert auf der Tatsache, dass man durch Änderungen in verschiedenen Lebensbereichen die Rosacea-Symptome und die Häufigkeit der Schübe deutlich verringern kann. Ganz konkret geht es um

- eine vorteilhafte Ernährung,
- die geeignete Pflege sowie
- den Umgang mit der Erkrankung in allen anderen Situationen des alltäglichen Lebens.

Die detaillierten Tipps, mit denen Sie dieses theoretische Wissen in die Tat umsetzen können, habe ich sowohl zur Veranschaulichung, als auch zur besseren Übersicht auf das Bild einer Wohnung übertragen. So gibt es Empfehlungen, die das Badezimmer (Pflege), die Küche (Ernährung) und das Wohnzimmer (allgemeine Lebensbereiche) betreffen – daher der Name „3-Raum-Methode". Meine Tipps habe ich über viele Jahre hinweg getestet, in zahlreichen Gesprächen mit Betroffenen gesammelt und in wissenschaftlichen Datenbanken sowie Selbsthilfe-Foren umfangreich recherchiert.

Meine Haut reagiert heute auch ohne den regelmäßigen Einsatz von Rosacea-Medikamenten, ob nun in Tabletten- oder Cremeform, gelassener auf Stress oder Faktoren, z. B. den Genuss eines heißen Kaffees. Schübe, in denen ich unter Rötungen und Pusteln leide, treten im Vergleich zu früher kaum noch auf und sind deutlich kürzer. Symptome bilden sich zudem schneller zurück. Außerdem – und das ist nicht zu unterschätzen – sind die aktiveren Krankheitsphasen berechenbarer, da ich weiß, was meine Haut mag und was nicht. Dadurch fühle ich mich der Rosacea nicht mehr ausgeliefert, sondern kenne die möglichen Konsequenzen eines ausgedehnten Sonnenbades oder zu vieler Süßigkeiten und kann für mich entscheiden, ob ich das „Risiko" eingehen möchte.

Bildlich gesprochen befindet sich meine Rosacea in einem Dornröschenschlaf, aus dem sie nur sehr schwer zu erwecken ist. Und wenn sie doch einmal aufwacht, blinzelt sie nur kurz, bevor sie wieder friedlich einschlummert.

Ich wünsche Ihnen von Herzen, dass auch Sie sich schon bald wieder in Ihrer Haut wohlfühlen!

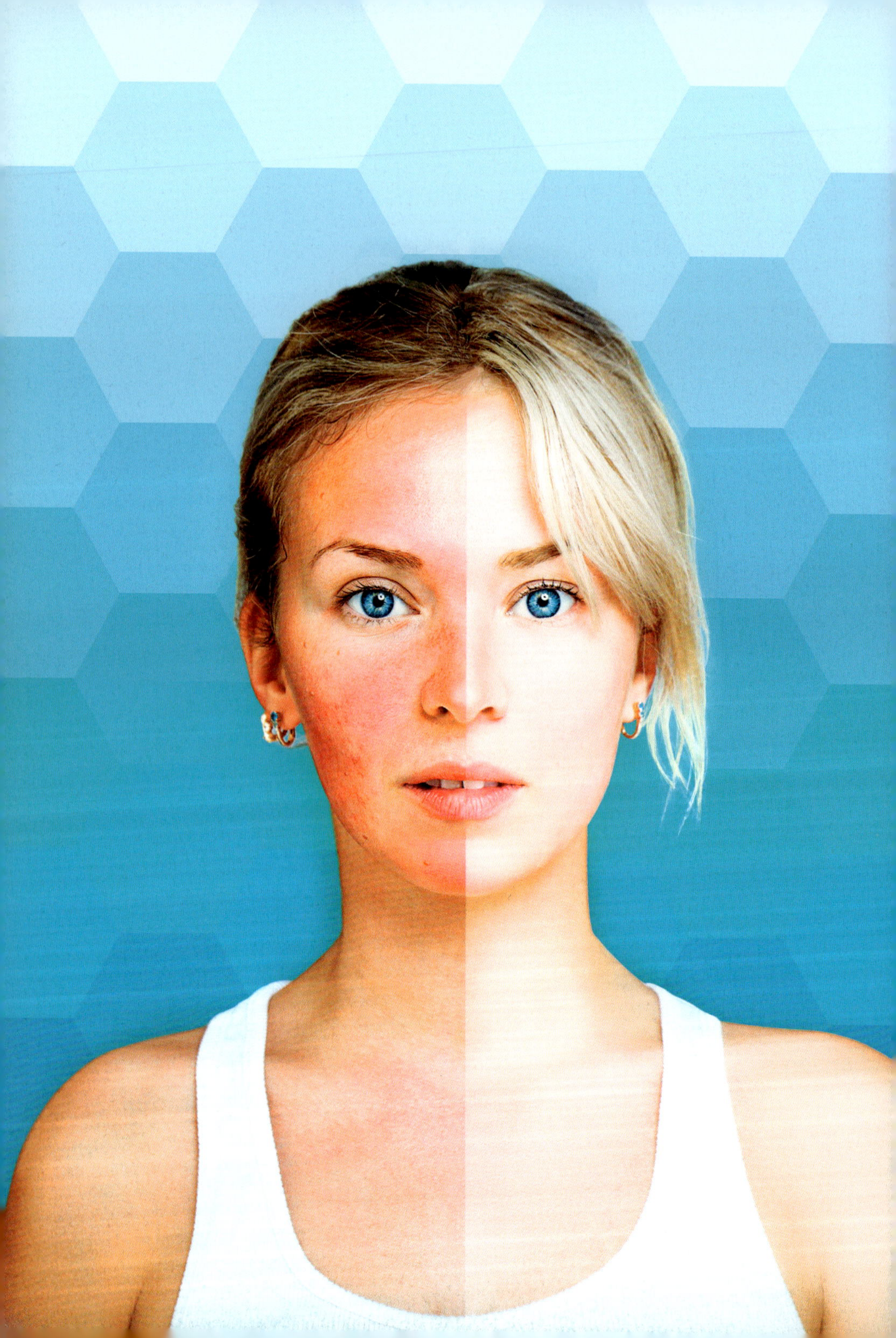

DIE ROSACEA KENNENLERNEN

Dieses Kapitel hilft Ihnen dabei, besser zu verstehen, was die Rosacea genau ist. Sie erfahren etwas über ihre möglichen Auslöser, ihren Verlauf und ihre drei Stadien sowie über mögliche Ursachen. Darüber hinaus erhalten Sie Tipps für das konstruktive Gespräch mit Ihrem Arzt und den Ablauf der Behandlung und lernen die verschiedenen Arten der Therapie kennen, die der Schulmedizin heute zur Verfügung stehen.

Was ist Rosacea genau?

Die Rosacea ist eine nicht ansteckende Erkrankung, in deren aktiver Phase vermehrt Symptome wie Rötungen, Jucken, Brennen und Pusteln auftreten, die den Betroffenen über Tage oder auch Wochen belasten. Oft beginnt ein solcher Schub mit einem Kribbeln und Hitzeschüben im Gesicht, den sogenannten Flushs. Zu den Faktoren, die eine Verschlechterung des Krankheitszustandes bewirken, zählen beispielsweise UV-Licht, Stress oder scharfes Essen. Jeder Mensch reagiert dabei unterschiedlich stark auf diese sogenannten Trigger. Mit entsprechenden Maßnahmen kann man oft gegensteuern und einen Schub ganz verhindern oder ihn abmildern.

Auch die Verlaufsform der Rosacea ist sehr individuell. Meist ist von drei Stadien die Rede, die aber nicht zwangsläufig den Verlauf, sondern vielmehr die jeweils vorherrschenden Symptome und Schweregrade beschreiben. Während die Haut in Stadium I dauerhaft gerötet ist, herrschen in Stadium II zusätzlich entzündliche Papeln und Pusteln vor. Schließlich treten vor allem bei Männern in Stadium III der Krankheit Wucherungen auf, die zu einer roten Knollennase führen können.

Fast könnte der Begriff „Rosacea" einem Gärtnerfachbuch entstammen. Die Haut der Betroffenen „blüht" in den Phasen eines akuten Schubes im wahrsten Sinne des Wortes auf und bringt rote Wangen und Pusteln mit sich. Mit einer kontraproduktiven Lebensweise „düngen" Sie Ihre Rosacea, mit der richtigen Fürsorge halten Sie sie weitestgehend unter Kontrolle. Übrigens: Die Rosacea ist nicht ansteckend!

Das Leben mit der Rosacea ist gekennzeichnet von Zeiten, in denen Sie möglicherweise außer ein paar erweiterten Äderchen und leichten Rötungen kaum etwas von der Erkrankung bemerken, sowie mal länger, mal kürzer andauernden aktiveren Phasen des Krankheitsgeschehens, deren Auftreten durch Trigger wie

UV-Strahlung, Hitze oder Stress begünstigt werden kann. Dann wird die Gesichtshaut verstärkt durchblutet, und im mittleren Gesichtsdrittel treten je nach Krankheitsstadium erweiterte Gefäße, entzündliche Papeln und Pusteln, Rötungen, Schwellungen oder andere Symptome auf.

Wie lange ein Rosacea-Schub anhält, ist sehr unterschiedlich. Theoretisch kann er von einigen Tagen bis hin zu mehreren Wochen andauern. Die Wahrscheinlichkeit eines Schubes und seine Dauer können durch das Befolgen einiger meiner Tipps deutlich reduziert werden.

Bei Schüben: Ruhe bewahren!

Erstes Gebot im Schub ist: Ruhe bewahren! Mit Stress verschlimmern sich die Symptome nur noch weiter. Überlegen Sie, was die Verschlechterung ausgelöst haben könnte, und versuchen Sie, diesen Faktor künftig soweit möglich zu meiden.

Die Rosacea-Haut weist einige Besonderheiten auf: Der transepidermale Wasserverlust (TEWL) bei Rosacea ist im Vergleich zu normaler Haut erhöht.[3,4] Der TEWL bezeichnet die natürliche kontinuierliche Abgabe von in der Haut gespeichertem Wasser nach außen. Geschieht dies in einem zu hohen Maße, trocknet die Haut aus und wird empfindlicher gegenüber äußeren Reizen. Unter anderem diese Tatsache sowie die erhöhte Empfindlichkeit legen eine sogenannte Barrierestörung der Haut nahe, die mit der Rosacea einhergeht und für einen Teil der Symptome mitverantwortlich ist.[5]

Zudem wurde auf der von Rosacea betroffenen Haut im Stadium II ein höherer pH-Wert beobachtet.[6,7] Im Optimalfall ist der pH-Wert der Haut leicht sauer und befindet sich bei etwa 5,5. Dieser leicht saure pH-Wert entsteht durch den natürlichen Säureschutzmantel, der unter anderem aus Schweiß, Talg und

Feuchthaltefaktoren besteht. Der pH-Wert der Haut variiert leicht und ist von Faktoren wie dem Geschlecht oder dem Alter abhängig. Durch den leicht sauren pH-Wert kann die Haut das Wachstum von Bakterien verhindern und sich gegen äußere Reize schützen – er dient also als Hautschutzbarriere. Ein zu hoher Wert stört das Gleichgewicht der Haut. Sie wird überempfindlich, kann sich schlechter regenerieren und trocknet aus.

Selbsttest: Leiden Sie unter Rosacea?

Falls Sie noch keine Diagnose durch einen Arzt erhalten haben, möchte ich Sie dazu einladen, den folgenden Selbsttest zu absolvieren. Jede Frage, die Sie mit einem „Ja" beantworten können, erhöht die Chance, dass Sie an der chronisch-entzündlichen Hauterkrankung leiden. Bitte bedenken Sie aber: Dieser Test ersetzt keine ärztliche Diagnose!

- Sind Sie ein heller Hauttyp (mit oder ohne Sommersprossen) und haben blonde oder rötliche Haare?
- Leiden Sie unter Hautrötungen im mittleren Gesichtsbereich, die unter bestimmten Bedingungen (Hitze oder Stress) auftreten und länger bestehen bleiben?
- Leiden Sie unter erweiterten Äderchen im Bereich Wange, Stirn, Kinn, Nase?
- Leiden Sie unter hartnäckigen und zum Teil auch juckenden Pusteln mit eitriger Füllung im Bereich Wange, Stirn, Kinn, Nase?
- Leiden Sie öfter unter einem Brennen und Hitzegefühl der Haut?
- Traten diese Symptome das erste Mal im Alter von etwa 30 bis 40 Jahren auf?
- Verschlimmern sich Ihre Beschwerden bei Stress, Sonne, Alkohol, scharfen und heißen Gerichten oder Getränken und Sport?

- Sind Sie lichtempfindlich und leiden unter geröteten, trockenen oder entzündeten Augen(lidern)?

Trigger – Das verschlimmert die Rosacea

Das Wort „Trigger" wird oft im selben Atemzug mit der Rosacea genannt. Dabei handelt es sich um Auslöser (engl. *trigger*), die rosaceatypische Symptome hervorrufen oder verstärken können. Dazu zählen z. B. Sonnenstrahlung, scharfe Gewürze, Stress oder Sport. Aber auch starke Gerüche oder Staubquellen (Baustelle oder Näharbeiten) sowie die Klimaanlage oder Heizungsluft können manchmal eine Verschlechterung der Krankheit bewirken.

Jeder Betroffene reagiert unterschiedlich stark auf diese Trigger. So kann der eine ohne Probleme Kaffee trinken, während der andere davon einen Flush (eine plötzlich auftretende, länger anhaltende Hautrötung) bekommt. Aus diesem Grund ist es besonders wichtig, dass Sie aufmerksam beobachten, auf welche Trigger Sie besonders stark ansprechen, um diese komplett zu meiden oder auszutesten, in welchem Maße Sie diese vertragen. Schon allein dadurch können Sie die Anzahl und Stärke Ihrer Rosacea-Schübe erheblich verringern.

Wenn Sie in einen Schub geraten, mag es zunächst vielleicht so erscheinen, als ob es keinen konkreten Auslöser hierfür gibt. Mit etwas Erfahrung und Routine lernen Sie jedoch sehr schnell, wie Sie die Faktoren identifizieren können, die dazu geführt haben, dass Symptome auftreten. Es ist immer leichter, dem aktiven Krankheitsgeschehen eines Schubes vorzubeugen, als eine solche Phase wieder zu beenden.

> **!** Es ist immer leichter, dem aktiven Krankheitsgeschehen eines Schubes vorzubeugen, als eine solche Phase wieder zu beenden.

Welche Faktoren bei den meisten Betroffenen für eine Verschlechterung sorgen, fand die National Rosacea Society im Rahmen einer Umfrage heraus:[8]

- Als häufigster Triggerfaktor wurde Sonnenstrahlung genannt. 81 Prozent der Befragten gaben an, dass sie bei ihnen Rötungen hervorrief.

- Wind (57 Prozent), Feuchtigkeit (44 Prozent), Kälte (46 Prozent) und Hitze (auch heiße Bäder, Saunagänge und warme Räume) reizten die Haut der Betroffenen ebenfalls. Vor allem im Winter können überheizte Büros ein echtes Problem darstellen.
- Bei vielen der Befragten wirkten sich zudem Stress (79 Prozent), scharf gewürztes Essen (45 Prozent), heiße Getränke (36 Prozent) und Alkohol (52 Prozent) negativ auf ihr Hautbild aus. Fast die Hälfte reagierte mit Rötungen und Pusteln auf bestimmte Hautpflegeprodukte, und rund ein Drittel auf bestimmte Kosmetika. Auch Sport kann für eine Verschlechterung des Krankheitsbildes sorgen. Dies liegt an der gesteigerten Durchblutung und dem (eingetrockneten) Schweiß, der die Haut reizen kann.
- Typischerweise verschlechtert sich das Symptombild auch im Rahmen saisonaler Wetterumschwünge (z. B. im Frühjahr oder Herbst), bei hormonellen Schwankungen oder in Zeiten, in denen sich der normale Lebensrhythmus kurzzeitig verändert. Viele Menschen mit Rosacea erfahren beispielsweise während der Weihnachtsfeiertage eine Verschlechterung ihrer Beschwerden. Kein Wunder: viele Süßigkeiten, warme Räume und oft auch Stress können einen Schub begünstigen.

Umweltfaktoren

Die heutige Zeit ist von zahlreichen Widersprüchen geprägt – einerseits leben wir in einem mehr oder weniger hygienisch einwandfreien Umfeld, andererseits ist der menschliche Körper einer Vielzahl an Reizen, z. B. durch Pestizide und Medikamentenreste in der Nahrung oder durch Abgase im Straßenverkehr ausgesetzt.

Während die potenziell negativen Einflüsse durch Umweltfaktoren wie UV-Licht, Hitze, Kälte oder Wind auf die Rosacea belegt sind, fehlt es bislang an ausreichenden wissenschaftlichen Beweisen, die die Auswirkungen anderer äußerer Reize wie Luftverschmutzung (unter anderem durch Ruß und Feinstaub, Stickstoffoxid und Kohlenwasserstoffe aus Industrie und Verkehr) auf die Rosacea-Haut belegen. Dennoch gibt es Studien, die Hinweise darauf geben, dass eine hohe Schadstoffbelastung in der Luft sowohl die kranke als auch gesunde Haut negativ beeinflussen und ihr kurz- sowie langfristig erheblich schaden kann.[9,10,11] So kann die Hautalterung beschleunigt und durch sogenannte Oxidationsprozesse, die zur Bildung von freien Radikalen führen, können Entzündungen begünstigt werden. Vor allem in der sommerlichen Großstadt, wenn die Schadstoffe in der Luft mit dem Sonnenlicht reagieren, ist die Belastung besonders hoch.

Wer bekommt Rosacea?

Ob die Rosacea genetisch bedingt ist, konnte bislang nicht endgültig nachgewiesen werden. In einer Studie der amerikanischen National Rosacea Society gaben jedoch über die Hälfte von 600 Befragten an, dass ihre Verwandten – hauptsächlich aus dem nächsten Umfeld – ebenfalls an der Hautkrankheit litten.[12] Vor allem bei hellhäutigen Menschen mit blonden oder roten Haaren (Fitzpatrick-Typ I bis II) kommt die Rosacea häufiger vor, weshalb sie auch als „Fluch der Kelten“ bezeichnet wird.

Über die Krankheitshäufigkeit liegen unterschiedliche Zahlen vor; es wird jedoch vermutet, dass über zwölf Prozent der Deutschen von der Krankheit betroffen sind.[13] Die Diagnose erfolgt in den meisten Fällen im Alter von 30 Jahren oder später, wobei beide Geschlechter gleich häufig betroffen zu sein scheinen. Frauen erkranken etwa ab dem Alter von 35, Männer ab dem 50. Lebensjahr. Die höchste Krankheitshäufigkeit zeigt sich zwischen 61 und 65 Jahren beim weiblichen und zwischen 76 und 80 Jahren beim männlichen Geschlecht. Auch wenn die Rosacea sich meist erst später im Leben bemerkbar macht, leiden Betroffene doch oftmals schon während der Schulzeit an Gesichtsrötungen, die z. B. in Stresssituationen auftreten.

!

Die Diagnose erfolgt in den meisten Fällen im Alter von 30 Jahren und später.

Schwere Verläufe der Rosacea, insbesondere die zur „Knollennase“ führenden Gewebs- und Talgdrüsenwucherungen, kommen meist bei Männern vor. In seltenen Fällen können auch Kinder eine Rosacea entwickeln. Sie leiden deutlich häufiger, gelegentlich auch ausschließlich unter einer Rosacea der Augen.[14]

Nicht heilbar, aber positiv beeinflussbar
Wie Sie bereits wissen, ist die Rosacea nicht heilbar. Die Symptome und der Verlauf der Krankheit lassen sich jedoch durch eine ärztliche Therapie und/oder eine entsprechend angepasste Lebensweise positiv beeinflussen. Es gilt: Je früher Diagnose und Therapie erfolgen, desto besser! Denn ohne Behandlung kann sich die Krankheit kontinuierlich verschlimmern.

Der Krankheitsverlauf

Bislang herrscht Unklarheit über die Zusammenhänge der Krankheitsentstehung und -entwicklung. Größtenteils bekannt ist jedoch, wie die Rosacea verläuft und wie es zur Entstehung der Symptome kommt. So finden sich bereits im Vorstadium der Krankheit vorübergehende Rötungen im Gesicht. Diesen liegen erweiterte Blutgefäße und ein damit verbundener erhöhter Blutfluss der betroffenen Haut zugrunde. Bisherige Studienergebnisse legen die Vermutung nahe, dass diese Veränderungen durch Entzündungen hervorgerufen werden, die durch eine beeinträchtigte Hautbarriere verstärkt werden und so für eine erhöhte Empfindlichkeit sorgen. Bei manchen Rosacea-Betroffenen bleibt es bei diesem Stadium; bei einigen kommt es durch verschiedene in der Haut ablaufende entzündliche Prozesse zusätzlich zu Pusteln und Papeln. Als Papel oder Knötchen bezeichnet man in der Medizin eine bis zu erbsengroße erhabene Verdickung der Haut. Entzündlich bedingte Papeln sind gerötet und können sich zu Pusteln, eitrigen Pickeln, weiterentwickeln.

!

Papel oder Knötchen sind bis zu erbsengroße erhabene Verdickungen der Haut. Entzündlich bedingte Papeln sind gerötet und können sich zu Pusteln, eitrigen Pickeln, weiterentwickeln.

Durch wiederholte Schübe im Verlauf der Krankheit kommt es schließlich zu strukturellen Änderungen der Haut, die sich unter anderem in einer nun dauerhaften Erweiterung oder der Neubildung von Blutgefäßen zeigen.

Die drei, mit Vorstadium insgesamt vier Stadien der Rosacea beschreiben die unterschiedlichen Symptome und Schweregrade der Erkrankung. Diese konzentrieren sich auf die Mitte des Gesichts und betreffen hauptsächlich Wangen, Nase, Kinn und Stirn.

Vorstadium: Hier dominieren die plötzlich auftretenden Hautrötungen, sogenannte Flushs, die durch Trigger wie UV-Licht, Hitze, Kälte, chemische Irritation durch Kosmetika, scharfes Essen, heiße Getränke und Stress hervorgerufen werden.

Stadium I: Im ersten Stadium der Erkrankung, die auch Rosacea erythematosa-teleangiectatica (Couperose) genannt wird, ist die Haut gerötet und durch erweiterte Gefäße, die meist auf Wangen und Nase erscheinen, gekennzeichnet. Zunächst sind diese Veränderungen nur vorübergehend sichtbar, manifestieren sich aber im Laufe der Zeit. Zudem kann die Haut mit Flushs sowie Brennen, Stechen, Jucken und Schwellungen auf Trigger reagieren. Manche Experten sehen die Couperose als eigene Erkrankung an, aus der sich nur in manchen Fällen eine Rosacea entwickeln kann.

Stadium II: Die Rosacea papulopustulosa ist das zweite Stadium der Erkrankung, in dem das Hautbild zusätzlich zu den Rötungen und Gefäßerweiterungen auch Papeln und Pusteln aufweist. Sie treten wie alle Symptome vor allem im mittleren Drittel des Gesichts auf und sind manchmal symmetrisch und um die erweiterten Äderchen herum angeordnet. Oft bleiben sie über Tage oder Wochen bestehen und können Brennen, Stechen und Jucken der Haut hervorrufen. In diesem Stadium wird die Krankheit vom Arzt oft mit Akne verwechselt.

Stadium III: Im dritten Stadium, der glandulär-hyperplastischen oder phymatösen Rosacea, die manchmal auch als eigener Subtyp der Krankheit behandelt wird, zeigen sich zusätzlich Wucherungen des Bindegewebes und der Talgdrüsen mit eitrigen Pusteln. Hauptsächlich bei Männern kann sich nun eine knotige Verdickung der Nase (Rhinophym) bilden. Solcherlei Hautveränderungen können aber auch an Ohr (Otophym), Kinn (Gnatophym), Nasenwurzel (Metophym) oder Augenlidern (Blepharophym) auftreten. Diese Symptomatik scheint sich ebenso wie der Rosacea-Subtyp, der die Augen betrifft, am ehesten bei Betroffenen zu entwickeln, die bereits das zweite Stadium erreicht haben.[15]

Am häufigsten stellen sich Personen beim Hautarzt vor, die unter Rötungen im mittleren Gesichtsdrittel mit oder ohne Pusteln leiden.[16] Seltener ist dagegen die Rosacea, bei der es zu Gewebswucherungen kommt.

Symptome außerhalb des Gesichts
Viele Betroffene berichten auch über Rosacea-Symptome, die außerhalb des Gesichts, z. B. an Kopfhaut, Brust, Nacken, dem oberen Rücken und Ohren, auftreten.[17] Diese Symptome außerhalb des Gesichts können in allen drei Stadien auftreten.

Formen der Rosacea

Die Rosacea zeigt sich nicht nur in den für sie typischen Symptomen, die in den Stadien I bis III beschrieben werden, sondern kann auch in anderen Formen auftreten.

Ophthalmo-Rosacea: Eine Augenbeteiligung wurde bei durchschnittlich 20 Prozent der von Rosacea Betroffenen beobachtet. Sie klagen über Rötungen, Jucken, Lichtempfindlichkeit, Entzündungen, Trockenheit und sogar verschwommenes Sehen. Sollten Sie solche Symptome bei sich bemerken, suchen Sie einen Arzt auf, denn unbehandelt kann diese Form der Rosacea im schlimmsten Fall zur Erblindung führen.

Lupoide oder granulomatöse Rosacea: Bei der schwer zu behandelnden lupoiden oder granulomatösen Rosacea finden sich bräunlich-rote Papeln und Knötchen im ganzen Gesicht, die im Erscheinungsbild von glatt, schuppend oder krustig variieren können. Unbehandelt können sie sich zu erhabenen größeren Stellen gemeinsam auftretender entzündlicher Papeln und Knoten entwickeln.

Rosacea conglobata: Durch schmerzhafte Knoten ist die seltenere Rosacea conglobata charakterisiert, die hauptsächlich bei Frauen auftritt. Sie zeigt sich durch verhärtete Hauterhabenheiten und blutige, knotige Abszesse auf entzündlicher Haut. Ursache können Jodide sein, die im Rahmen einer Schilddrüsentherapie verordnet werden.

Rosacea fulminans: Die Rosacea fulminans bezeichnet eine schnell voranschreitende Sonderform mit großen, schmerzhaften Pusteln und Knoten. Meist sind Frauen zwischen 20 und 30 Jahren betroffen; Schwangerschaften können ein Auslöser für diese Form sein.

Morbus Morbihan: Wenn eine bleibende, derbe Gesichtsschwellung und -rötung das Bild der Rosacea beherrscht, spricht man auch von einem Morbus Morbihan. Hier sind neben den Blut- auch die Lymphgefäße beteiligt, wodurch es zu Ödemen, vor allem an der Stirn, zwischen den Augenbrauen sowie an Nase und Wangen kommen kann.

Steroid-Rosacea: Die oft therapieresistente Steroid-Rosacea entwickelt sich, wenn die Rosacea über einen längeren Zeitraum mit Kortisonsalben behandelt wurde, kann aber auch ohne vorbestehende Erkrankung auftreten. Die Haut ist dünner, zeigt erweiterte Blutgefäße, großflächige Hautrötungen sowie Papeln und Pusteln. Die spannende Haut ist zudem stark mit Demodex-Milben (Haarbalgmilben) befallen.

Gramnegative Rosacea: Gramnegative Rosacea entsteht durch eine längere Therapie der Rosacea mit Antibiotika. Dadurch werden nur bestimmte Erreger getötet, andere, sogenannte gramnegative Bakterien, sind nicht betroffen, können sich deshalb übermäßig vermehren und führen zu weiteren Entzündungen. Charakteristisch sind tiefe Knoten und gelbe Pusteln – vor allem um den Mund und die Nase.

Ursachen der Rosacea

!

Die klassische schulmedizinische Therapie muss sich derzeit hauptsächlich auf die Linderung der Symptome beschränken.

Wodurch wird die Rosacea ausgelöst? Das fragen sich nicht nur die Experten, sondern auch zahlreiche Betroffene. Kein Wunder, würde das Wissen um die Ursachen der chronisch-entzündlichen Erkrankung doch höchstwahrscheinlich bedeuten, dass sie geheilt werden könnte. Aus diesen Gründen muss sich die klassische schulmedizinische Therapie derzeit hauptsächlich auf die Linderung der Symptome beschränken.

Dies bedeutet natürlich nicht, dass die Forschung schläft. Im Gegenteil: Immer wieder präsentieren Wissenschaftler neue Studien, in denen sie sich den Wurzeln der Krankheit annähern. Nach aktuellem Wissensstand scheinen an der Entstehung der Rosacea mehrere Faktoren beteiligt zu sein. Die Deutsche Dermatologische Gesellschaft hat sie in ihrer „Leitlinie Rosazea“ zusammengefasst. Es handelt sich dabei um:

- Störungen im angeborenen Immunsystem
- ultraviolette Strahlung
- lokale Entzündungsreaktionen auf Mikroorganismen der Haut (Demodex-Milben)
- Veränderungen der Gefäß- und möglicherweise Lymphgefäßregulation
- Mechanismen, die Entzündungen des Nervengewebes hervorrufen[18]

Ist Rosacea eine Autoimmunerkrankung?
Viele Rosacea-Betroffene fragen sich, ob sie unter einer Autoimmunerkrankung leiden. Nach dem derzeitigen Forschungsstand kann diese Frage verneint werden. Typisch dafür wäre die Bildung spezifischer Antikörper gegen körpereigene Hautbestandteile. Dies ist bei der Rosacea nicht der Fall.

Theorien zur Entstehung

Im Folgenden werde ich näher auf die Theorien eingehen, die sich mit der Entstehung der Rosacea beschäftigen. Wenn Sie sich eher nicht für diese möglichen wissenschaftlichen Zusammenhänge interessieren, können Sie das Kapitel getrost überspringen.

Störungen im Immunsystem

Das Immunsystem hat die Aufgabe, uns vor potenziellen Gefahren von außen zu schützen. Rezeptoren in der Haut, die sogenannten Toll-Like-Rezeptoren (TLR), reagieren dabei auf UV-Strahlung, Kleinstlebewesen oder andere Reize, die die Funktionsweise des Körpers beeinträchtigen könnten. Ein bestimmter Rezeptor, der TLR2, scheint in der Rosacea-Haut besonders aktiv zu sein.[19] In Folge werden vermehrt antimikrobiell sowie entzündungsfördernd wirkende Stoffe freigesetzt: Durch diese Reaktion versucht sich der Körper der „Gefahren“ zu entledigen. Diese Stoffe sorgen unter anderem für die Bildung neuer Blutgefäße.[20]

!

Das Immunsystem hat die Aufgabe, uns vor potenziellen Gefahren von außen zu schützen.

Der TLR2 reagiert auch auf die sogenannte Demodex-Milbe. Diese Haarbalgmilbe kommt bei einem Teil der Rosacea-Betroffenen vermehrt auf der Gesichtshaut vor.[21] Die Demodex-Milbe gehört zu den natürlichen Bewohnern der Haut und besiedelt die Haarfollikel oberhalb der Talgdrüsen, vor allem im Gesicht. Ihre Zahl steigt mit dem Alter an, aber auch, wenn die Haut, z. B. durch zu starke Sonneneinstrahlung, geschädigt wird. Welche Rolle die Demodex-Milbe oder bestimmte in der Milbe lebende

Bakterien bei der Rosacea spielen, ist noch nicht abschließend geklärt. Sie scheint jedoch ein entzündungsfördernder Co-Faktor zu sein.

Die genannten antimikrobiell wirkenden Stoffe haben aber noch weitere Funktionen, die mit den sogenannten Mastzellen verknüpft sind. So werden sie selbst in diesen für das Immunsystem bedeutenden Zellen gebildet[22] und scheinen deren Ausschüttung von entzündungsfördernden Botenstoffen zu begünstigen; darunter auch das an allergischen Reaktionen beteiligte Histamin, das eine erhöhte Durchlässigkeit der Gefäße verursachen und zu Gesichtsrötungen führen kann.[23] Aufgrund dieser Mechanismen scheinen die Mastzellen eine wichtige Rolle im Rahmen des Entzündungsgeschehens bei der Rosacea zu spielen. Deshalb schlugen Forscher vor, dass ihre Regulation eine mögliche Therapieoption darstellen könnte.[24]

Ultraviolette Strahlung

Die UV-Strahlung gilt nicht umsonst als der Haupttrigger für Rosacea-Schübe. So wird die Bildung der gerade genannten entzündungsfördernden antimikrobiellen Stoffe indirekt durch das bei Sonnenschein in der Haut gebildete Vitamin D angeregt.

Zusätzlich entstehen unter dem Einfluss von UV-Strahlung freie Radikale, die die Rosacea-Haut auf verschiedene Art und Weise schädigen. Unter anderem wird der Abbau von Elastin im Bindegewebe begünstigt. Dies kann Lymphschäden begünstigen und zu Bindegewebswucherungen führen.[25] Weitere Folgen können Entzündungsreaktionen, Gefäßerweiterungen sowie dauerhafte Rötungen sein.[26] Mögliche Quellen für UV-Strahlung sind aber nicht nur das Sonnenlicht, sondern auch Höhensonnen und Solarien. Insbesondere bei Schweißarbeiten kommt es zu einer hohen UV-Strahlenexposition.[27]

Rosacea durch oxidativen Stress?

Inwieweit der Schweregrad der Erkrankung durch oxidativen Stress hervorgerufen wird, z. B. durch UV-Strahlung, ist noch nicht abschließend geklärt. Es scheint jedoch, dass die antioxidativen Reserven bei der Rosacea schneller aufgebraucht werden als bei normaler Haut.[28] In der Folge können entzündliche Prozesse in Gang gesetzt werden, die die Entwicklung der Rosacea begünstigen.

Oxidativer Stress bezeichnet einen Zustand, bei dem reaktive Sauerstoffverbindungen (freie Radikale) im Übermaß im Körper vorhanden sind und nicht mehr neutralisiert werden können, da die Reparatur- und Entgiftungsfunktion einer Zelle überfordert sind. Die Ursachen für die Entstehung freier Radikale sind vielfältig. So können Faktoren wie UV-Strahlung, die Belastung durch Schadstoffe, Ozonbelastung, aber auch Ernährungsgewohnheiten, Alkohol und Rauchen einen Anstieg bewirken.

Während hochgradiger oxidativer Stress letztlich zur Schädigung der DNA führt, kann die niedriggradige oder intermittierende (zeitweise) Exposition gegenüber oxidativem Stress sogar gesundheitsfördernd wirken.

Dr. Bodo Melnik, Forscher der Universität Osnabrück, veröffentlichte 2016 eine wissenschaftliche Arbeit, in der er die These vorstellte, dass die Rosacea ihre Ursache in einer genetischen Anpassung der Nordeuropäer hat: Die langen Wintermonate mit wenig Sonnenschein sorgten für eine unzureichende Versorgung des Körpers mit Vitamin D. Das Hormon bewirkt unter anderem, dass antimikrobiell wirkende Stoffe, die als wichtiger Teil des Immunsystems Schutz vor potenziellen Krankheitserregen bieten, in ausreichender Form gebildet werden. Melnik stellt die These auf, dass die Bildung dieser Stoffe durch eine genetische Mutation nicht mehr länger von Sonneneinstrahlung abhängig war, sondern nun auch durch andere Stressoren wie Hitze oder bestimmte Nahrungsmittel stimuliert werden konnte. Der Forscher spricht deshalb nicht von einem „Fluch der Kelten“, wie die Rosacea manchmal auch genannt wird, sondern von einem „Segen der Kelten“.[29]

Nerven- und Gefäßbeteiligung

Bei der Entstehung der Rosacea könnte auch die enge Verbindung zwischen sensorischen Nerven (sie leiten Erregungen weiter), Blutgefäßen und den für das Immunsystem bedeutsamen Mastzellen eine Rolle spielen. So setzen sensorische Nerven nach der Stimulation durch Reize wie Sonnenlicht, scharfes Essen oder Temperaturwechsel bestimmte Eiweiße im Nervengewebe, sogenannte Neuropeptide, frei. Sie können unter anderem über die Aktivierung von Mastzellen und deren Botenstoffen rosaceatypische Symptome wie Gefäßerweiterungen, die Steigerung der Durchlässigkeit von Gefäßwänden oder Entzündungen begünstigen.[30]

Mögliche Begleiterkrankungen

Es gibt eine Reihe von Erkrankungen, die bei Menschen mit Rosacea häufiger als bei nicht betroffenen Menschen auftreten, sogenannte Komorbiditäten. Warum das so ist und welche Rolle die Gene oder ähnliche Lebensumstände der Betroffenen spielen, muss noch näher erforscht werden. Bitte lassen Sie sich durch die folgende Aufzählung nicht verunsichern. Sie soll lediglich dazu dienen, Ihren Blick – und vor allem den Ihres Arztes – zu schärfen, falls Sie unter Beschwerden leiden sollten, die Sie bislang nicht zuordnen konnten. Sprechen Sie gegebenenfalls Ihren Hausarzt oder Dermatologen darauf an.

Autoimmunerkrankungen

Personen mit Rosacea – insbesondere Frauen – scheinen eine erhöhte Chance für Autoimmunerkrankungen zu haben. So fand man heraus, dass sie häufiger an Multipler Sklerose, Zöliakie (Unverträglichkeit gegenüber dem Klebereiweiß Gluten), rheumatischer Arthritis (dies vor allem bei Männern) und Diabetes Typ 1 leiden.[31]

Forscher untersuchten zudem die Möglichkeit, dass Menschen mit Rosacea ein höheres Risiko haben, an Parkinson und Alzheimer zu erkranken. Besonders bei schweren Fällen der Rosacea traten die neurologischen Erkrankungen vermehrt auf.[32]

Migräne

In einer Studie entdeckten Wissenschaftler ein bedeutend höheres Vorkommen und Risiko für Migräne, besonders bei Frauen mit Rosacea.[33]

Seborrheische Dermatitis

Die seborrheische Dermatitis tritt häufig gemeinsam mit der Rosacea auf. So fand die amerikanische National Rosacea Society im Rahmen einer Studie heraus, dass rund 30 Prozent der Betroffenen zusätzlich an einer seborrheischen Dermatitis im Gesicht oder der Kopfhaut litten. Symptome sind gerötete Hautbereiche, Juckreiz sowie gelbliche, fettige Schuppen.[34] Zu den Einflussfaktoren dieser Hauterkrankung gehört auch das Wachstum von Malassezia-Hautpilzen.

Bei einer Unterart der Erkrankung, der Malassezia-(Pityrosporum-)Follikulitis, treten kleine Papeln und Papulopusteln auf, vor allem auf der Brust, dem oberen Rücken sowie im Gesicht, die stark jucken können.[35]

Die psychische Belastung

Menschen mit Rosacea kämpfen an zwei Fronten: Zum einen versuchen sie, ihre Hauterkrankung in Schach zu halten, zum anderen müssen sie lernen, mit den teils massiven Auswirkungen der Krankheit auf ihre Psyche umzugehen.

Die Verunsicherung beginnt schon bei der Diagnose, die viele Fragen aufwirft: Was kommt auf mich zu? Wie wirkt sich die Erkrankung auf mein Leben aus? Was kann ich tun, um die Symptome zu lindern? Auch der schubhafte Charakter der Erkrankung, die gerade zu Beginn vollkommen willkürlich erscheint, forciert Gefühle der Hilflosigkeit und Verunsicherung. Zusätzlich lassen Schwellungen, erweiterte Äderchen und Pusteln den Blick in den Spiegel zur Qual werden. Weitere Symptome wie Jucken, Brennen und Stechen sorgen dafür, dass man sich im wahrsten Sinne des Wortes nicht mehr wohl in seiner Haut fühlt.

!

Rosacea-Betroffene leiden eher unter Scham, sozialer Angst, Depression und einer verminderten Lebensqualität als die restliche Bevölkerung.

So leiden Betroffene eher unter Scham, sozialer Angst, Depression und einer verminderten Lebensqualität als die restliche Bevölkerung.[36] Eine Umfrage der National Rosacea Society mit mehr als 400 Teilnehmern ergab, dass 75 Prozent der Befragten ihr Selbstwertgefühl durch die Krankheit verringert sahen. Zusätzlich schämten sich rund 70 Prozent für ihre Rosacea; 69 Prozent waren frustriert. Über die Hälfte fühlte sich an Lebensfreude beraubt.[37]

Nicht selten bestimmt der Gedanke „so nicht unter Menschen gehen zu können“ die Gefühlswelt. Deshalb ziehen sich viele Betroffene aus dem sozialen Leben zurück und meiden Treffen, bei denen sie sich den Blicken ihres Gegenübers allzu sehr ausgesetzt fühlen würden. Wenn das nicht möglich ist, beispielsweise im beruflichen Zusammenhang, kann dies zu einem wahren Problem werden. Die psychische Belastung nagt nicht nur an der Lebensqualität, sondern setzt auch einen negativen Kreislauf in Gang, da Stress einen der Haupt-Triggerfaktoren für die Rosacea darstellt.

Doch auch weitere negative Auswirkungen auf die Haut konnten in verschiedenen Studien nachgewiesen wurden. Unter anderem beobachteten Forscher bei Mäusen einen gesteigerten Wasserverlust der Haut und eine beeinträchtigte Barrierefunktion, wenn sie chronischem Stress ausgesetzt waren. Ähnliche Auswirkungen wurden auch bei Menschen beobachtet. So beeinträchtigte Prüfungsstress die Regeneration und Funktion der Hautbarriere bei Studenten.[38]

Aufgrund der psychischen Auswirkungen der Rosacea ist es unerlässlich, den mentalen Aspekt in die Behandlung miteinzubeziehen. Sollten Sie also unter Ihrer Krankheit leiden, sprechen Sie in jedem Fall Ihren Haus- oder Hautarzt an und ziehen Sie gegebenenfalls eine Psychotherapie in Erwägung. Gleichzeitig sollten Sie es der Krankheit aber nicht erlauben, zu Ihrem Lebensmittelpunkt zu werden.

Weitere Infos und Tipps zum Umgang mit den psychischen Belastungen, die die Rosacea mit sich bringt, finden Sie im Kapitel „Psyche und alternative Heilmethoden“.

Die ärztliche Behandlung

„Wegen ein paar Hautproblemen zum Arzt gehen? Vollkommen übertrieben!“ So scheinen viele Rosacea-Betroffene zu denken und suchen aus diesen Gründen nie einen Dermatologen auf. Ein großer Fehler! Denn zum einen ist die Rosacea eine Krankheit und gehört deshalb in die Hände eines Experten, der je nach Schweregrad die passende Therapie verschreibt. Zum anderen sind Menschen mit einer eindeutigen Diagnose meist besser in der Lage, den Alltag mit der chronisch-entzündlichen Erkrankung zu bewältigen.[39]

Suchen Sie sich also einen guten Arzt, der sich mit der Rosacea auskennt und zu dem Sie Vertrauen haben, einen, der Ihre Fragen

!

Suchen Sie sich einen guten Arzt, der sich mit der Rosacea auskennt und zu dem Sie Vertrauen haben.

geduldig beantwortet und die mögliche psychische Belastung durch diese Krankheit ernst nimmt. Und vor allem einen, der sich Zeit für Sie nimmt. Ich hebe gerade den letzten Punkt besonders hervor, da der Praxisalltag oftmals so straff getaktet ist, dass ein Gespräch nicht einmal fünf Minuten dauert – sicher auch zum Leidwesen vieler Mediziner, die mit der geringen Vergütung pro Kassenpatient wirtschaften müssen. So kann es passieren, dass die Diagnose über den Arzttisch hinweg gestellt und der Betroffene kaum befragt wird. Nicht selten kommt es so auch zur Verwechslung mit anderen Krankheiten, wie z. B. mit der Erwachsenen-Akne, und damit verbunden auch zu einer falschen Therapie.

Schauen Sie sich doch mal in einem Rosacea-Forum um. Mitglieder tauschen sich hier oftmals über gute Ärzte aus. Vielleicht gibt es dort bereits Empfehlungen für Ihre Stadt.

Was Ihr Hautarzt tun kann

Auch die Behandlung durch einen Dermatologen kann – darüber sollten Sie sich im Klaren sein – die Rosacea nicht heilen. Denn wie Sie bereits wissen, sind ihre Ursachen bislang unbekannt. Daher wird die Wirksamkeit der schulmedizinischen Therapie an der Verbesserung der Symptome bemessen, wie z. B. am Rückgang von Rötungen und entzündlichen Pusteln, seltener und weniger stark auftretenden Schüben sowie geringeren Begleiterscheinungen wie Jucken, Brennen und Empfindlichkeit.

Das Arztgespräch

Vor der Erstdiagnose, aber auch vor jedem Folgegespräch mit dem Hautarzt sollten Sie sich ein paar Minuten Zeit nehmen, um zu überlegen, was Sie von ihm wissen möchten und was Sie sich von dem Termin erhoffen. Sind Sie selbst gut über die Rosacea informiert, können Sie präzisere Fragen stellen und Ihrem Arzt über relevante Punkte, wie z. B. individuelle Triggerfaktoren, die Ihre Symptome verschlechtern, Auskunft geben.

Überlegen Sie **vor dem ersten Arztgespräch**, …
- welche Lebensmittel Sie häufig zu sich nehmen und welche davon Ihre Krankheitssymptome verschlimmern,
- ob Sie viel Stress haben und ob sich dieser auf Ihre Symptome auswirkt,
- welche Hautpflegeprodukte Sie verwenden und wie Sie diese vertragen (bringen Sie diese zum Arzt mit),
- wie lange Sie schon unter Hautbeschwerden leiden und ob sich die Beschwerden im Laufe der Zeit geändert haben,
- ob es ähnliche Beschwerdebilder im Familienkreis gibt,
- ob Sie sich viel in der Sonne aufhalten und ob Sie Sonnenschutz verwenden,
- auf einer Skala von 1 bis 10, wobei 1 besonders schlecht und 10 besonders gut ist: Wie empfinde ich das Aussehen meiner Haut und mein Lebensgefühl mit den momentanen Symptomen in meinem Gesicht?

!

Die folgenden Fragen und Überlegungen für den Arztbesuch finden Sie auch zum Ausdrucken unter www.rosacea-selbsthilfe.de/hilfreiches

Wenn Sie dann **Medikamente oder Cremes** verschrieben bekommen haben, fragen Sie:
- Wie lange muss ich diese einnehmen?
- Wie muss die Creme aufbewahrt werden?
- Was muss ich bei der Medikamentenverwendung beachten?
- Wie schnell werden Verbesserungen sichtbar sein?
- Wie oft muss ich zur Kontrolle kommen?

Weitere Fragen könnten sein:
- Haben Sie bestimmte Make-up-, Pflege- oder Sonnenschutzempfehlungen?
- Was empfehlen Sie mir sonst noch, um meine Rosacea in den Griff zu bekommen?

Bei **Folgegesprächen** können Sie sich mit diesen Fragen auf den Arztbesuch vorbereiten:

- Falls Sie eine Creme oder Tabletten verschrieben bekommen haben: Hat sich meine Haut verbessert?
- Wie habe ich die Creme vertragen? Ist meine Haut z. B. trockener geworden?
- Wie habe ich ein eventuell verschriebenes Medikament vertragen? Habe ich Magenbeschwerden etc. bekommen?
- Sind neue Symptome aufgetreten?
- Auf einer Skala von 1 bis 10, wobei 1 besonders schlecht und 10 besonders gut ist: Wie empfinde ich das Aussehen meiner Haut und mein Lebensgefühl mit der Rosacea zum jetzigen Zeitpunkt? Bin ich damit zufrieden?

Diese Fragen finden Sie auch zum Ausdrucken unter www.rosacea-selbsthilfe.de/hilfreiches.

!

Machen Sie sich klar, dass Sie unter einer chronisch-entzündlichen Erkrankung leiden, die eine ärztliche Betreuung in jeglicher Weise rechtfertigt.

Sie können einiges für ein vertrauensvolles Patient-Arzt-Verhältnis tun: Sprechen Sie offen mit Ihrem Dermatologen und teilen Sie ihm mit, wenn Sie Bedenken bezüglich eines Medikaments haben oder unter den psychischen Belastungen der Krankheit leiden.

Viele Rosacea-Betroffene haben das Gefühl, überzureagieren und die Zeit ihres Hautarztes zu verschwenden, wo sie doch „nur“ unter ein paar Pusteln oder Rötungen leiden. Diese Sichtweise sollten Sie hinter sich lassen! Machen Sie sich klar, dass Sie unter einer chronisch-entzündlichen Erkrankung leiden, die eine ärztliche Betreuung in jeglicher Weise rechtfertigt.

Die Diagnose

Es existiert bislang kein ärztliches Testverfahren zur eindeutigen Identifizierung einer Rosacea. Allerdings gibt es eine Reihe von bereits genannten, typischen Symptomen, die für das Vorhandensein der Krankheit sprechen. Im Optimalfall wird sich der

Arzt deshalb Ihre Haut genauestens ansehen und Ihnen einige Fragen zum Auftreten von Hautveränderungen sowie Ihrer Krankengeschichte stellen. Gewebe oder Blut werden gewöhnlich nicht untersucht, weil es keine Laborauffälligkeiten gibt.

Da das Vorkommen der Haarbalgmilbe Demodex auf der Haut eines Teils der Menschen mit Rosacea stark erhöht ist, wird in manchen Praxen ein sogenannter Cyanoacrylat-Abriss durchgeführt. Damit kann die Besiedlung überprüft werden und wenn nötig eine Lokaltherapie mit dem Wirkstoff Ivermectin erfolgen.

Besondere Aufmerksamkeit wird Ihr Hautarzt Pusteln oder Hautveränderungen schenken, die auch im Rahmen anderer Erkrankungen auftreten können, so dass er am Ende eine eindeutige Diagnose stellen und Ihnen die geeignete Therapie verordnen kann. Wie gut und wie schnell diese wirkt und ob sie eine mögliche Erstverschlimmerung mit sich bringt, variiert von Person zu Person.

Ärztliche Empfehlungen

Im besten Fall nimmt sich Ihr Arzt nach der Diagnose etwas Zeit und gibt Ihnen weitere Tipps zum Umgang mit der Krankheit. Die wichtigsten fasst die „Leitlinie Rosazea" der Deutschen Dermatologischen Gesellschaft[40] zusammen:

- Meiden Sie individuelle Provokationsfaktoren, soweit diese durch den Krankheitsverlauf erkennbar sind.
- Verwenden Sie nur wenig fetthaltige und gut verträgliche kosmetische Mittel.
- Achten Sie insbesondere auf einen geeigneten Schutz vor UVA- und UVB-Strahlung.
- Meiden Sie Gesichtswasser oder andere Präparate, die Menthol, Kampfer, Natriumlaurylsulfat bzw. Adstringenzien enthalten.
- Verwenden Sie möglichst keine wasserfesten Kosmetika.

- Auch wenn keine spezielle Rosacea-Diät empfohlen werden kann, sollten Sie Faktoren vermeiden, die zu einer Erweiterung der Blutgefäße und Flushsymptomatik im Gesicht führen, z. B. Alkohol, scharf gewürzte Speisen und heiße Getränke.
- Verzichten Sie aufgrund der erhöhten Empfindlichkeit der Haut auf aggressive Reinigungssubstanzen, auch auf Seifen, da diese alkalisch sind und den pH-Wert der Haut erhöhen, was zu Irritationen führen kann.

Auf diese Empfehlungen nehmen auch meine Tipps im Kapitel „Die 3-Raum-Methode" Bezug.

Mischformen und Abgrenzung zu anderen Krankheiten

Auch wenn es manchmal Mischformen gibt, muss Ihr Dermatologe die Rosacea gegen eine ganze Reihe von Krankheiten abgrenzen. Dazu zählen:

- das seborrhoische Ekzem (fettige Haut, Rötungen, Schuppen)
- Neurodermitis (Rötungen, Schuppen, Juckreiz)
- Allergien (z. B. Rötung der Wangen)
- Spät-Akne (eitrige Pusteln)
- Lupus erythematodes (Hautrötungen an Stellen, die der Sonnenstrahlung ausgesetzt sind)
- Periorale Dermatitis (eitrige Pusteln, Trockenheit, Brennen, Schuppen)
- Photodermatose/Sonnenallergie (Juckreiz, Hautrötung und Bläschen auf der Haut)
- Hitzewallungen, z. B. in den Wechseljahren (Hitzegefühl, Flushs)
- Demodikose/entzündliche Talgdrüsenerkrankung (entzündliche Papeln oder Pusteln, Schuppen, Juckreiz, Rötungen)

Vor allem, wenn Sie auf die gängige Rosacea-Behandlung nicht oder nur teilweise ansprechen, könnte es sein, dass Sie unter einer Mischform leiden.

Sind Medikamente ein Muss?

Wie Sie bereits wissen, ist die ärztliche Diagnose aus verschiedenen Gründen wichtig. Wie Sie damit umgehen, also ob Sie Ihre Krankheit über einen längeren Zeitraum mit Medikamenten behandeln möchten, bleibt letztlich Ihnen überlassen. Sie sollten jedoch wissen, dass die Cremes, Gels und niedrig dosierten Antibiotika nicht bei allen Personen gleich gut anschlagen und Sie auch nicht vor möglichen neuen Schüben schützen – vor allem nicht, wenn Sie weiterhin eine für die Rosacea kontraproduktive Lebensweise pflegen.

Wann Sie unbedingt einen Arzt aufsuchen sollten

Wenngleich auch Betroffene mit schwereren Rosacea-Fällen oder Sonderformen durch meine Tipps einige ihrer Symptome lindern können, sind ein Gang zum Dermatologen und eine entsprechende Therapie ein Muss. Vor allem, wenn Sie zu den etwa 20 Prozent der Menschen gehören, bei denen auch die Augen von der Rosacea betroffen sind, ist dies umso wichtiger, da eine ausbleibende Behandlung im schlimmsten Fall zu dauerhaften Augenschäden führen kann.

Äußerliche Therapie

Zur Behandlung der ersten beiden Schweregrade der Rosacea verordnet der Arzt in der Regel eine äußerliche, sogenannte topische Therapie, die schwerpunktmäßig gegen erweiterte Äderchen oder Pusteln helfen soll.

!

Die meisten Medikamente erfordern eine mehrwöchige Anwendung, bevor sich eine Wirkung zeigt.

Die Medikamente sollten Sie nach den Anweisungen auf dem jeweiligen Beipackzettel, meist über mehrere Wochen, anwenden, um beurteilen zu können, ob sie Ihnen helfen oder nicht. Wenn sich Ihre Haut stark verschlechtert, brennt, austrocknet oder gereizt reagiert, sollten Sie mit Ihrem Dermatologen Rücksprache halten.

- Erstes Mittel der Wahl der äußerlich aufzutragenden Wirkstoffe ist **Metronidazol,** ein Antibiotikum, das bei Rosacea aufgrund seiner anti-entzündlichen Wirkung eingesetzt wird. Bei einer einmal täglichen Anwendung können sich Rötungen, Papeln und Pusteln reduzieren. Verschrieben wird meist eine 0,75-%-Metronidazol-Creme, -Gel oder -Lotion, die als Fertigpräparat erhältlich ist oder in der Apotheke für Sie hergestellt wird. Welches Präparat für Sie infrage kommt, wird der Arzt von Ihrem Hauttyp abhängig machen. Ein Gel eignet sich für fettige Haut, eine Lotion für Mischhaut und eine Creme für trockene Haut. Resistenzen bei der Langzeitanwendung von Metronidazol sind nicht bekannt. Übermäßige UV-Strahlung sollte bei der Anwendung vermieden werden.
- Auch **Azelainsäure** ist zur Therapie der Rosacea zugelassen und wirkt gegen Pusteln und Papeln. Nebenwirkungen können Brennen, Juckreiz, Hauttrockenheit und Rötungen sein.
- **Brimonidin** führt zu einer etwa sechs Stunden anhaltenden Verminderung von Rötungen und erweiterten Blutgefäßen.
- Ein Wirkstoff, der äußerlich aufgetragen wird und gegen die Demodex-Milbe wirkt, ist das Insektizid **Ivermectin.**

Wenn Sie unter einer schwereren Form der Rosacea leiden und eine Kombinationstherapie, bestehend aus einer Creme und Tabletten, erhalten, kann es sein, dass Ihnen der Arzt nach Beendigung eine sogenannte topische Erhaltungstherapie empfiehlt. Dies bedeutet, dass Sie über längere Zeit ein äußerlich aufzutragendes Präparat erhalten, um die Behandlungserfolge beizubehalten. Dies liegt daran, dass die Rosacea als chronisch-entzündliche Gesichtserkrankung die Tendenz hat, ohne Behandlung wiederzukehren.

Die Zusammensetzung einer dermatologischen Creme, Lotion oder eines Gels hat einen großen Einfluss darauf, ob Sie ein Präparat vertragen oder nicht. Leider enthalten viele der Fertig- aber auch der in der Apotheke angerührten Arzneimittel Inhaltsstoffe, die die Haut reizen können. In der Metrocreme® findet sich beispielsweise Benzylalkohol, ein potenziell reizender Stoff. In der Metrolotion® ist Paraffin, also Mineralöl, enthalten. Es dichtet die Haut ab und begünstigt Rötungen und Flushs. Metrogel® wiederum enthält Methyl-4-hydroxybenzoat und Propyl-4-hydroxybenzoat (die Stoffe sind auch als Parabene bekannt) – zugelassene, aber umstrittene Substanzen, die als schwache Allergene vor allem bei vorgeschädigter Haut Probleme verursachen können.

!

Die Zusammensetzung einer dermatologischen Creme, Lotion oder eines Gels hat großen Einfluss darauf, ob Sie ein Präparat vertragen oder nicht.

Was bedeutet dies nun für Sie? Erst einmal gar nichts. Denn zum einen betreffen die möglichen Unverträglichkeitsreaktionen bei Weitem nicht alle Rosacea-Betroffenen. Im Zweifelsfall sollten Sie den Nutzen der Präparate höher als die möglichen Risiken bewerten und sich nur bei konkreten Beschwerden nach Alternativen umsehen. Dies könnte z. B. folgende Creme sein, die, nachdem Ihnen Ihr Arzt ein entsprechendes Rezept ausgestellt hat, in der Apotheke angerührt wird. Die Grundlage kommt ohne Mineralöle, Parabene und Alkohol aus und nennt sich „Hydrophile Metronidazol-Creme 1 %/2 %“. Sie basiert auf dem „nichtionischen wasserhaltigen Liniment DAC NRF S.39“.[41]

Brauche ich zusätzliche Hautpflegemittel?

Sie fragen sich sicher, ob Sie nach der Anwendung der durch Ihren Arzt verschriebenen Cremes Ihre Haut zusätzlich pflegen sollten. Ich persönlich rate Ihnen in jedem Fall dazu, da die vom Arzt verschriebenen Präparate neben ihrer Wirkung gegen die Symptome der Rosacea nur einen geringen pflegenden Nutzen haben. Im Gegenteil wirken sie oft eher austrocknend und können somit der Hautbarriere schaden.

Die Meinung der Dermatologen mag in diesem Fall eine andere sein. So empfiehlt Professorin Christiane Bayerl, Direktorin der Klinik für Dermatologie und Allergologie an den Helios Kliniken in Wiesbaden, die vom Arzt verschriebene Creme möglichst pur anzuwenden, da „der Effekt des Therapeutikums ‚verdünnt' wird, wenn eine zweite Lage", z. B. in Form einer pflegenden Tagescreme darüber kommt. So solle tagsüber nur ein Sonnenschutz und gegebenenfalls Make-up aufgetragen werden.[42] Tatsächlich halten sich die meisten Rosacea-Betroffenen jedoch nicht an diesen Ratschlag und benutzen eine oder mehrere zusätzliche Cremes.

Es liegt also letztlich an Ihnen, wie Sie Ihr Hauttherapeutikum auftragen. Besser ist es aber, in jedem Fall nach dem Auftragen zu warten, bis das Präparat vollständig eingezogen ist (etwa 15 bis 20 Minuten) und erst dann mit Ihrer Pflegeroutine fortzufahren.

Innerliche Therapie

Die systemische Therapie, also die Behandlung einer Krankheit mit Tabletten, empfiehlt die Schulmedizin insbesondere bei schwereren und therapieresistenten Formen der Rosacea. Sie zeigt erfahrungsgemäß nach sechs bis acht Wochen erste Erfolge. Um optimale Ergebnisse zu erreichen, wird der Dermatologe die Dauer dieser Behandlung für etwa sechs Monate ansetzen.

- Am häufigsten werden Antibiotika aus der Gruppe der **Tetrazykline** der zweiten Generation, wie Doxycyclin, verschrieben. Die Therapie erfolgt in niedrigen Dosierungen, die dann entzündungshemmend, aber nicht antimikrobiell wirken, so dass – so die Deutsche Dermatologische Gesellschaft – bei bestimmungsgemäßer Anwendung nicht mit Bakterienresistenzen zu rechnen ist.[43] Doxycyclin wirkt effektiv gegen Papeln und Pusteln, hat allerdings nur einen geringen Effekt auf Rötungen und erweiterte Äderchen.

- In mehreren Studien konnte der Vitamin-A-Säure-Abkömmling **Isotretinoin** eine Verbesserung der Rosacea bewirken. Die Anwendung führt zu einer merklichen Verringerung von Papeln, Pusteln, Rötungen und erweiterten Äderchen. Sogar Bindegewebs- und Talgdrüsenwucherungen konnten reduziert werden. Trotzdem sollten Sie gut überlegen, ob Sie dieses Medikament einnehmen möchten, denn die Liste der möglichen, zum Teil schweren Nebenwirkungen ist lang. So darf Isotretinoin unter anderem bei bestehendem Kinderwunsch oder in der Schwangerschaft nicht eingesetzt werden.

Alternative Therapieoptionen

Eine **Lasertherapie** kann sichtbare Äderchen im Gesicht entfernen. Zum Einsatz kommen unter anderem der Farbstofflaser (PDL), der KTP-Laser, der langgepulste Nd:YAG-Laser und manchmal noch der Argon-Laser. Auch die Therapie mit einer intensiven gepulsten Lichtquelle (IPL) stellt eine Möglichkeit zur Behandlung auch größerer Flächen dar. Lassen Sie sich von Ihrem Dermatologen beraten, welcher Laser für Sie infrage kommt. Die erweiterten, sichtbaren Gefäße, die einmal weggelasert wurden, sind dauerhaft entfernt, kommen also nicht wieder; allerdings können krankheitsbedingt neue gebildet werden. Ich sowie viele andere Betroffene haben die Erfahrung gemacht, dass die Pusteln im Stadium II der Rosacea nach der Laser-Entfernung von erweiterten roten Äderchen sehr viel seltener auftreten. Eine Behandlung lohnt sich also doppelt!

Übrigens: Auch Männer mit Bart können mit der Lasertherapie behandelt werden. Sprechen Sie Ihren Dermatologen darauf an!

Bei Gewebs- und Talgdrüsenwucherungen, die sich z. B. in einer „Knollennase" äußern können, helfen beispielsweise der CO_2-Laser und der Erbium-YAG-Laser. Sie tragen das überschüssige Gewebe ab. Zudem stehen hier auch operative Verfahren zur Verfügung. Mit dem Skalpell **(Dermashaving)** und der Fräse **(Dermabrasion)** werden die Hautverdickungen schichtweise abgetragen.

Den Behandlungserfolg erhöhen
Der Behandlungserfolg ist größer, wenn Sie die Medikamente gemäß der Anweisung Ihres Hautarztes und der Informationen auf dem Beipackzettel anwenden. Setzen Sie deshalb die Behandlung nicht eigenständig oder frühzeitig ab, z. B. wenn sich erste Besserungen zeigen. Dies kann die Rückfallrate erhöhen.

Wenden Sie Ihre Medikamente auch zwischen den Rosacea-Schüben an. Falls sich Unverträglichkeiten zeigen oder Ihre Symptome sich verstärken, sprechen Sie mit Ihrem Hautarzt.

Lagern Sie die Medikamente wie auf der Packungsbeilage beschrieben.

Kostenübernahme

Rosacea-Therapien mit verschreibungspflichtigen Cremes, Lotionen und Medikamenten zum Einnehmen werden in der Regel von allen Krankenkassen und privaten Krankenversicherungen getragen.

Die Kostenübernahme ästhetisch-kosmetischer Behandlungen wie Massagen oder der Lasertherapie hängt von den Konditionen der jeweiligen gesetzlichen oder privaten Krankenversicherung ab, wird aber meist abgelehnt. Wenn Sie psychisch stark unter den Rosacea-Symptomen leiden, kann es sein, dass auch eine gesetzliche Krankenkasse die Kosten für solche Behandlungen übernimmt. Dafür benötigen Sie jedoch meist ein entsprechendes Schreiben durch einen Psychologen. Besprechen Sie dies am besten mit Ihrem Dermatologen oder informieren Sie sich bei Ihrer Krankenkasse.

Die Kosten für die verschiedenen ästhetisch-kosmetischen Behandlungen sind unterschiedlich hoch und variieren von Praxis zu Praxis. Erkundigen Sie sich vorher über die Kosten und voraussichtliche Dauer der Behandlung, die oft in mehreren Sitzungen erfolgt und für die meist pro Termin ein bestimmter Betrag berechnet wird.

Zur Reinigung und Pflege der Rosacea-Haut empfehlen Hautärzte sinnvollerweise oft eine kosmetische Pflegeserie aus der Apotheke. Die Kosten werden von den Krankenkassen und privaten Krankenversicherungen nicht übernommen. In Online-Apotheken sind diese Produkte meist erheblich günstiger. Ein Vergleich lohnt sich also.

Manche Rosacea-Patienten nehmen auch alternative Therapieoptionen, z. B. bei Heilpraktikern, in Anspruch. Diese Behandlungen werden in den meisten Fällen nicht von den Krankenkassen bezuschusst. Falls Sie eine Zusatzversicherung haben sollten, kann es sich aber lohnen, anzufragen, ob die Kosten – zumindest teilweise – übernommen werden.

!

Besprechen Sie die Kostenübernahme am besten mit Ihrem Dermatologen oder informieren Sie sich bei Ihrer Krankenkasse.

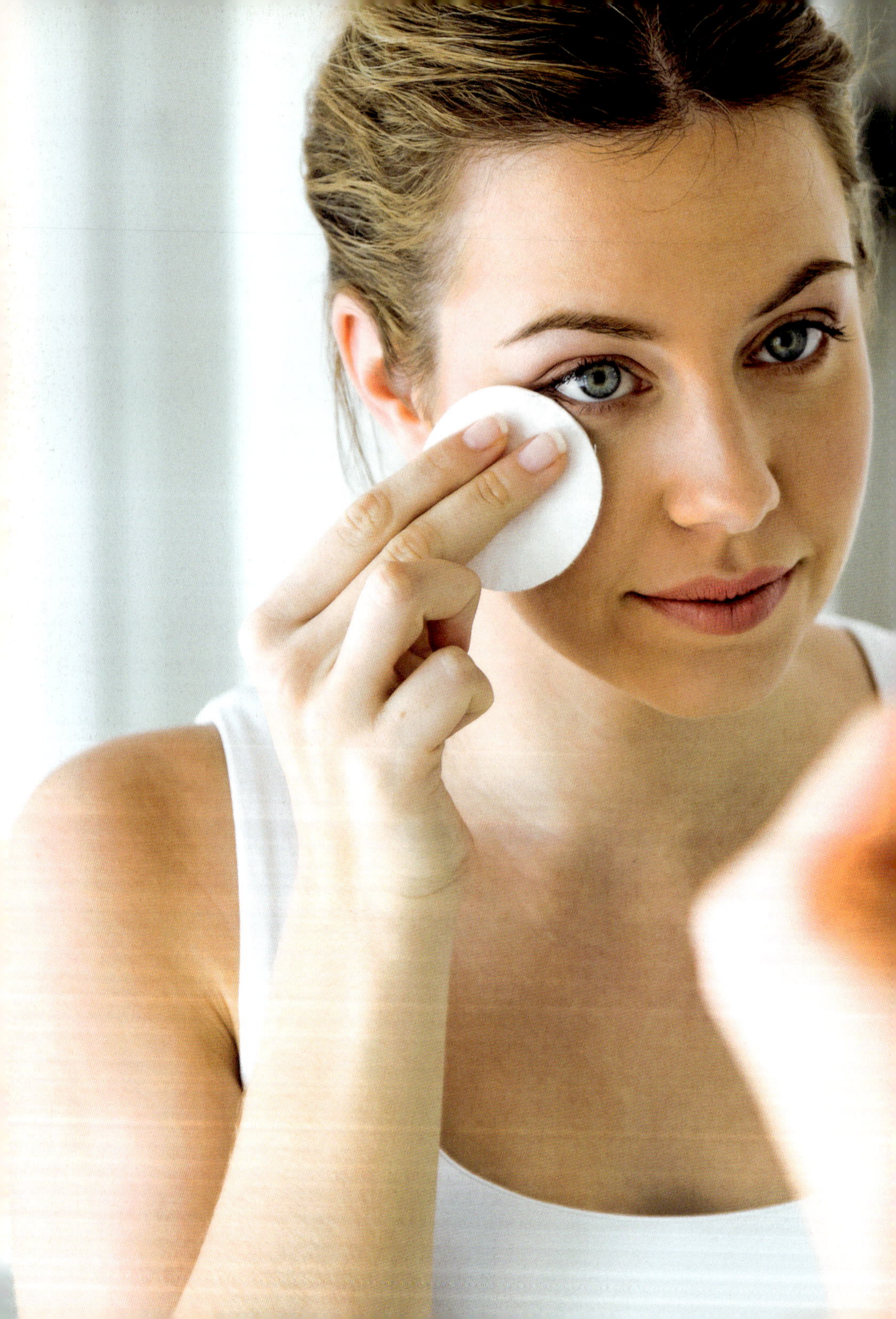

DIE 3-RAUM-METHODE

Bevor Sie beim Durchblättern des folgenden Praxisteils die Hände über dem Kopf zusammenschlagen: Keine Sorge, Sie müssen keineswegs alle Tipps umsetzen, um den Zustand Ihrer Haut zu verbessern! Die 3-Raum-Methode lässt Ihnen viel Spielraum. Wie viel Sie von den beschriebenen Empfehlungen umsetzen müssen, bis erste Erfolge sichtbar werden, hängt von zahlreichen Faktoren ab, unter anderem davon, ob Sie an einer hartnäckigeren oder fortgeschritteneren Form der Rosacea leiden oder wie Sie sich bislang ernährt und gepflegt haben. Die Rosacea ist eine sehr individuelle Erkrankung, die individuelle Maßnahmen erfordert. Was Ihnen helfen kann, lesen Sie hier.

Ernährung

Hautpflege

Lebensführung

Ihr individueller Weg zu besserer Haut

Meine Selbsthilfe-Methode, die 3-Raum-Methode, beruht, wie schon erläutert, auf der Tatsache, dass Sie durch Änderungen in verschiedenen Lebensbereichen Ihre Rosacea-Symptome und die Häufigkeit der Schübe deutlich verringern können. Es geht konkret um drei Bereiche:

- Ernährung
- Pflege
- der allgemeine Umgang mit der Erkrankung

Damit Sie die Tipps besser in die Tat umsetzen können, arbeite ich mit dem Bild der drei Räume, die meine Empfehlungen gliedern und veranschaulichen. So gibt es drei Bereiche:

- die Küche symbolisiert die Ernährung
- das Badezimmer symbolisiert die Pflege
- das Wohnzimmer symbolisiert die allgemeinen Lebensbereiche

Ich rate Ihnen, die einzelnen Kapitel des Praxisteils durchzulesen und sich zunächst all jene Tipps zu notieren, die Sie spontan ansprechen. Sie selbst kennen sich am besten: Vielleicht fällt Ihnen die Umstellung Ihrer Pflegeroutine leichter als beispielsweise die Änderung Ihrer Ernährungsgewohnheiten. Mit der Umsetzung der so gesammelten Empfehlungen sollten Sie beginnen. Denn wenn Ihre Haut erst einmal anfängt, sich zu beruhigen, sind Sie motiviert, weitere, vielleicht unbequemere Umstellungen anzugehen, die Sie Ihrem Ziel immer näher bringen. Sie entscheiden schließlich, wann Sie den persönlichen Idealzustand Ihrer Haut erreicht haben und keinen zusätzlichen Tipp mehr anwenden möchten. Dies führen Sie dann möglichst dauerhaft durch. Natürlich kann es auch sein, dass sich Ihre Haut irgendwann so weit beruhigt hat, dass Sie einen Tipp weniger anwenden oder bei der Durchführung nicht mehr ganz so konsequent sein müssen.

Zu Beginn: Der aktuelle Zustand Ihrer Haut
Machen Sie sich vor der Umsetzung der Tipps der 3-Raum-Methode kurz darüber Gedanken, wie Sie den Zustand Ihrer Haut und Ihr allgemeines Lebensgefühl mit der Krankheit auf einer Skala von 1 bis 10 bewerten würden, wobei 1 besonders schlecht und 10 besonders gut ist. So lassen sich die Erfolge der einzelnen Tipps besser nachvollziehen. Auch ein Foto Ihres Gesichtes, das Sie zu Beginn Ihres Weges mit der 3-Raum-Methode machen, kann dabei helfen, mögliche Änderungen zu verfolgen.

Erst konsequent, dann lockerer: Zu Beginn sollten Sie versuchen, die Tipps, die Sie sich herausgesucht haben, konsequent umzusetzen – vor allem jene aus dem Bereich Ernährung. Falls Sie eine Verbesserung bemerken sollten und sich diese über mehrere Wochen gehalten hat, folgt dieser strengen Anfangszeit eine Experimentierphase, in der Sie feststellen werden, inwieweit Ihre Haut Ihnen „Fehltritte“ verzeiht. Sollte sich trotz konsequenter Umsetzung eines Tipps keine Verbesserung einstellen, suchen Sie sich einfach den nächsten heraus und beginnen Sie von vorne.
Nicht die Geduld verlieren: Die Rosacea wird von vielen äußeren Umständen (Hormone, Stress etc.) beeinflusst. Es kann also gut sein, dass Sie Ihre Pflege entsprechend der 3-Raum-Methode umstellen und nach einer Woche plötzlich eine Verschlechterung Ihres Hautbildes beobachten. Vielleicht schieben Sie es auf einen der Tipps, den Sie gerade umsetzen. Tatsächlich kann der Schub seine Gründe beispielsweise im Stress auf der neuen Arbeitsstelle haben oder hormonell bedingt sein. Vielleicht sind Sie aber auch zu ungeduldig, denn gerade die Pflege-Tipps brauchen Zeit, bis sich eine erste Besserung zeigt. So erneuert sich die Haut etwa alle 28 Tage. Warten Sie also zumindest so lange ab!
Lassen Sie sich nicht verunsichern: Falls Sie sich auf Ihrem Weg zu besserer Haut auch im Internet umsehen und bei der Recherche

!

Lassen Sie sich von einem „wirkt bei mir" oder „wirkt nicht bei mir" durch andere Betroffene nicht verunsichern.

verschiedener hier empfohlener Tipps auf Rosacea-Selbsthilfeforen stoßen, beachten Sie bitte, dass die Rosacea eine sehr individuelle Erkrankung ist. Deshalb sollten Sie sich von einem „wirkt bei mir" oder „wirkt nicht bei mir" nicht verunsichern lassen. Vor allem bei Ernährungsumstellungen ist es schwer zu beurteilen, wie lang, wie konsequent und in welcher Weise die Person am anderen Bildschirm diese tatsächlich umgesetzt hat und wie stark ihre Rosacea ausgeprägt ist – also ob die gleichen Grundvoraussetzungen vorliegen.

Auch die Krankheitsbilder, denen Sie im Internet womöglich bei der Eingabe des Suchbegriffes „Rosacea" begegnen, sollten Sie nicht verunsichern. Hierbei handelt es sich meist um ausgeprägte Formen, die ein bestimmtes Stadium der Erkrankung deutlich illustrieren sollen.

Eine bewusste Entscheidung treffen: Machen Sie sich klar, dass mit der Umsetzung der Tipps aus diesem Buch eine spannende, aber auch ungewohnte Zeit beginnt, in der Sie einiges Neues lernen und umsetzen werden. Deshalb ist es umso wichtiger, dass Sie sich bewusst für diese Umstellung entscheiden und sich darauf auch mental und praktisch (z. B. durch den Kauf bestimmter benötigter Hilfsmittel) vorbereiten.

Die Umsetzung der 3-Raum-Methode – vor allem wenn Sie beschließen, einige Tipps aus dem Bereich Ernährung anzuwenden – betrifft natürlich auch Ihre nächsten Mitmenschen. Man kann Verständnis dafür haben, wenn sie von den Änderungen irritiert sind oder diese sogar ganz ablehnen. Lassen Sie sich trotzdem nicht beirren und erklären Sie Ihrem Partner oder Ihren Kindern, dass Sie dies für die Erkrankung tun, unter der Sie leiden, und dass Sie sich dadurch Besserung erhoffen. Das Mitteilen Ihres Vorhabens stärkt ganz sicher auch Ihr Durchhaltevermögen und Ihre Entschlossenheit.

„Ich will" statt „Ich muss": Versuchen Sie Ihre Ziele ganz bewusst als „Ich will"- und nicht als „Ich muss"-Ziele zu formulieren.

Denn sobald etwas getan werden muss, rebellieren Körper und Gehirn. Die Folge: Wir wollen genau das Gegenteil und tun, also das, was eigentlich vermieden werden soll. Im Fall einer Diät sind das beispielsweise Heißhungerattacken. Die positive Formulierung hingegen setzt ein inneres Verlangen voraus und verkleinert daher jegliche Versuchung. So ist die Formulierung „Ich will meine Ernährung umstellen, um meine Rötungen in den Griff zu kriegen" erfolgbringender als die Formulierung „Ich muss meine Ernährung umstellen, weil meine Haut sonst so schlecht bleibt, wie sie jetzt ist."

„Starthilfe" in die 3-Raum-Methode

Sicher fragen Sie sich, ob es als „Starthilfe" in die 3-Raum-Methode ein paar besonders wirksame Tipps gibt. Ich empfehle Ihnen, auf Zucker und Milchprodukte zu verzichten und einen kritischen Blick auf Ihre Reinigung (Tipp 10) und Pflege (Tipp 12) zu werfen. Auch der Schutz vor Sonnenstrahlung (Tipp 13) ist elementar wichtig.

Raum 1 – die Küche: Ernährung und Rosacea

Bislang beschränken sich die schulmedizinischen Ernährungstipps für Rosacea-Betroffene vor allem auf die Vermeidung von symptomauslösenden Lebensmitteln wie scharfen Gewürzen oder heißen Speisen und Getränken. So enthält auch die aktuelle offizielle Leitlinie Rosazea der Deutschen Dermatologischen Gesellschaft den Vermerk: „Auch wenn keine spezielle Rosazea-Diät empfohlen werden kann, sollten Faktoren vermieden werden, die zu einer Vasodilatation und Flushsymptomatik im Gesicht führen, z. B. Alkohol, scharf gewürzte Speisen und heiße Getränke."[44]

Ohne Frage ist dies eine der effektivsten Strategien, um gegen Flushs, Pusteln und Co. vorzugehen. Allerdings gibt es noch einiges mehr, was Sie ausprobieren können, um die Symptome Ihrer Erkrankung zu verringern, vorausgesetzt, Sie sind bereit, Ihre Essgewohnheiten zu ändern und die Rosacea in einem größeren Zusammenhang zu betrachten. So lohnt sich z. B. ein Blick auf entzündungshemmende Speisen sowie mögliche unerkannte Lebensmittelunverträglichkeiten.

Haut und Darmgesundheit

Da die Wirkweise mancher meiner Ernährungstipps nicht explizit im Hinblick auf die Rosacea untersucht wurde, sondern beispielsweise nur hinsichtlich ihrer allgemeinen antientzündlichen Eigenschaften, sind sie als alternative ernährungstherapeutische Ansätze einzustufen. Lassen Sie sich davon jedoch nicht beirren: Die positiven Erfahrungsberichte zahlreicher Betroffener und die Erkenntnisse neuerer Forschungsgebiete, die den Darm als Sitz der Gesundheit in den Mittelpunkt stellen, sprechen eine eindeutige Sprache. So scheint der Zustand des Darm-Mikrobioms – also der Gesamtheit der Bakterien im Darm – erhebliche Auswirkungen auf Psyche, Gewicht sowie Haut-, Autoimmun- und entzündliche Erkrankungen zu haben. Damit würden sich Aussprüche wie „Du bist, was du isst“ oder „Alle Krankheiten sitzen im Darm“ nur allzu sehr bewahrheiten.

„Du bist, was du isst“

Ich merke immer wieder, wie stark meine Rosacea darauf reagiert, was ich esse. Übertreibe ich es beispielsweise eine Zeit lang mit Süßigkeiten, kann es sein, dass sich Symptome wie Rötungen entwickeln und ich schlimmstenfalls in einen Schub hineingerate. Durch eine rosacea-freundliche Ernährung hingegen kann ich dafür sorgen, dass die Toleranzschwelle meiner Haut erhöht und ihre Gesundheit gefördert wird.

Auch die Menge des Essens kann einen Einfluss haben: Immer wieder berichten Menschen mit Rosacea von einer Verschlechterung ihrer Symptome, nachdem sie bei einer Mahlzeit große Mengen gegessen haben. Beobachten Sie doch mal, ob dieses Phänomen auch bei Ihnen auftritt.

Können wir also durch unsere Ernährungsweise unsere Darmgesundheit und damit auch die Rosacea positiv beeinflussen? Ob und wie die Erkrankung mit dem Verdauungstrakt zusammenhängt, ist bislang ungeklärt. Fest steht allerdings, dass Haut und Darm eng miteinander verbunden sind und sich gegenseitig beeinflussen können. So gibt es einige Studien, die belegen, dass bestimmte Störungen des Verdauungstrakts – wie z. B. eine Dünndarmfehlbesiedlung (auch SIBO genannt, *small intestinal bacterial overgrowth)* – vermehrt gemeinsam mit der Rosacea auftreten und sich die Hautsymptome bei Beseitigung dieser Probleme für längere Zeit besserten.[45]

Eine Dünndarmfehlbesiedlung wird beim Gastroenterologen meist mittels eines Laktulose-Atemtests gestellt. Bei diesem Krankheitsbild haben sich Bakterien im Dünndarm angesiedelt, die eigentlich im Dickdarm ansässig sind. Dies kann für verschiedene Symptome sorgen. Anzeichen sind unter anderem Sodbrennen, ein stark aufgeblähter Bauch oder auch Mangelerscheinungen verschiedener Vitamine.

!

Viele Rosacea-Betroffene profitieren von einer Ernährungsweise, die auf potenziell entzündungsfördernde Lebensmittel wie Zucker verzichtet.

Viele Rosacea-Betroffene profitieren weiter von einer Ernährungsweise, die auf die Darmgesundheit beeinträchtigenden, potenziell entzündungsfördernden Lebensmittel wie Zucker verzichtet. Sie berichten, dass Flushs und Pusteln seltener auftreten und sich andere unerwünschte Symptome, wie beispielsweise fettige Haut, regulieren.

Wenn Sie planen, Ihre Ernährung entsprechend diesem Buch umzustellen, sollten Sie Ihr Vorhaben, vor allem beim Vorliegen weiterer Erkrankungen, mit Ihrem Hausarzt absprechen. Sollte er trotz bester gesundheitlicher Voraussetzungen skeptisch reagieren, bleiben Sie gelassen und verfolgen Sie Ihr Ziel konsequent weiter.

Tipp 1: Meiden Sie triggernde Lebensmittel

Wie schon beschrieben, ist die Rosacea eine Erkrankung, bei der Betroffene auf unterschiedliche Faktoren, darunter auch bestimmte Lebensmittel, mit Symptomen reagieren. Einige dieser Trigger sorgen jedoch nicht nur bei einem kleinen Teil, sondern bei der großen Mehrheit für Beschwerden.

Laut der amerikanischen National Rosacea Society verschlechtern sich die Symptome vor allem bei Leber, Joghurt, Sauerrahm, Käse, Schokolade, Alkohol, Vanille, Sojasauce, Hefe, Essig, Aubergine, Avocado, Spinat, Bohnen und Erbsen, Zitrusfrüchten, Pflaumen, Rosinen und Feigen. Auch heiße oder scharfe Speisen sind bekannte Trigger.[46] Viele Betroffene berichten überdies von Unverträglichkeiten gegenüber Gewürzmischungen, die aus vielen verschiedenen Komponenten bestehen, wie sie z. B. bei Currys eingesetzt werden.

Vor allem Nahrungsmittel, die Histamin enthalten, im Körper freisetzen oder seine Aufnahme begünstigen, werden oft nicht gut vertragen. Klassischerweise treten Flushs etwa nach dem Genuss von Rotwein oder gereiftem Käse auf. Wann Sie auf diesen Stoff reagieren, entscheidet die persönliche Toleranzschwelle, aber auch die Gesamtmenge des Histamins im Körper. Sie wird neben der Ernährung unter anderem durch Stress oder den Kontakt mit Allergenen wie Pollen oder Umweltgifte wie Schimmel in der Wohnung beeinflusst, da das Immunsystem auf diese Reize mit der Ausschüttung des körpereigenen Stoffs Histamin reagieren kann.

Als Gärungs-, Reifungs- oder Verderbnisprodukt ist Histamin in den meisten Nahrungsmitteln in stark unterschiedlicher Konzentration enthalten. Besonders viel von diesem Stoff findet sich in Fischkonserven, Wurstwaren, lang gereiften Käsesorten, Rotwein, Sekt, Bier und Essig. Der Histamingehalt in Speisen kann weder durch Einfrieren noch durch Kochen verringert werden.

Im aktiven Krankheitsschub sollten Sie besonders konsequent all jene Nahrungsmittel meiden, auf die Sie reagieren. Dies lässt den Schub – und damit auch die Symptome – schneller abklingen.

!

Meiden Sie im aktiven Krankheitsschub besonders konsequent alle Nahrungsmittel, auf die Sie reagieren.

Auf einen Blick

- Versuchen Sie alle triggernden Lebensmittel zu meiden, auf die Sie mit Symptomen reagieren. Eventuell können Sie auch testen, ob es eine bestimmte Menge gibt, ab der Rötungen, Pusteln und Hitzegefühle auftreten oder Ihre Haut sofort in einen Ausnahmezustand gerät.
- Lassen Sie heiße Speisen und Getränke vor dem Genuss etwas abkühlen.
- Sollten Sie nach dem Verzehr von besonders Heißem, Scharfem oder anderen triggernden Lebensmitteln Hitzegefühle oder ein Brennen und Prickeln der Haut verspüren, trinken Sie ein paar Schlucke Wasser oder lutschen Sie einen Eiswürfel. Auch kann es helfen, sich etwas Wasser auf Hals, Nacken oder Schlüsselbeine zu tupfen.

- Eine Liste mit Nahrungsmitteln, die Histamin enthalten, freisetzen oder seine Aufnahme begünstigen, finden Sie auf der Webseite der Schweizer Interessengemeinschaft Histaminintoleranz www.histaminintoleranz.ch.
- Kochen Sie im Hinblick auf den Histamingehalt Ihrer Speisen besser frisch, denn jedes Lebensmittel entwickelt diesen Stoff beim Reifen. Er lässt sich weder durch Einfrieren noch durch Kochen verringern.
- Sollten Sie auf Histamin reagieren, kann ein histaminarmer Speiseplan durch diverse Nahrungsergänzungsmittel und Medikamente unterstützt werden, so dass die Diät nicht immer konsequent eingehalten werden muss oder bei besonderen Anlässen ausgesetzt werden kann. Durch die Einnahme eines DAO-Präparates beispielsweise kann dem Körper das histaminabbauende Enzym Daosin von außen zugeführt werden. Eine Alternative ist Heilerde. Sie wird etwa 15 Minuten vor einer Mahlzeit mit Wasser eingenommen und soll Histamin binden können. Einige Betroffene sind von der Wirkung begeistert. Auch Vitamin C soll den Histamin-Abbau auf natürliche Weise unterstützen können (siehe hierzu die Empfehlungen in Tipp 3).

Tipp 2: Bösewicht Alkohol

Wie Sie bereits wissen, ruft Alkohol bei vielen Rosacea-Betroffenen Symptome hervor. Dies liegt unter anderem an der gefäßerweiternden Wirkung des Getränks. Eine amerikanische Studie der National Rosacea Society fand heraus, dass vor allem Rotwein (76 Prozent) und Weißwein (56 Prozent) für eine Verschlechterung des Hautbildes sorgten. Über die Hälfte der Befragten gab zudem an, dass bereits ein einziges Getränk genügte, um rosaceatypische Reaktionen hervorzurufen.[47]

Eine weitere Studie zeigte, dass speziell Frauen, die Alkohol tranken, ein erhöhtes Risiko für die Entwicklung von Rosacea aufwiesen, wobei insbesondere Weißwein und Schnaps damit in Zusammenhang standen. Rotwein hingegen wurde weniger als auslösender Faktor für die Erkrankung, sondern vielmehr als Trigger für einen akuten Entzündungsschub bei der bestehenden Rosacea identifiziert.[48]

Auf einen Blick

- Meiden Sie Alkohol so gut es geht. Natürlich können Sie aber austesten, ab welcher Menge Beschwerden bei Ihnen auftreten.
- Die in Tipp 1 vorgestellte Heilerde kann dabei helfen, Symptome zu mildern, wenn sie 15 Minuten vor dem Genuss eines alkoholischen Getränks eingenommen wird.

Tipp 3: Antientzündlich essen

Bei sehr vielen Erkrankungen spielen entzündliche Prozesse im Körper eine wichtige Rolle. Über die Ernährung können wir in einem gewissen Maße auf sie einwirken, indem wir unseren Speiseplan mit antientzündlichen Lebensmitteln anreichern und solche meiden, die Entzündungen fördern.

Bei sehr vielen Erkrankungen spielen entzündliche Prozesse im Körper eine wichtige Rolle.

Einer finnischen Studie zufolge könnte die Rosacea gar mit einer systemischen, also den ganzen Organismus betreffenden Entzündung zusammenhängen. So fanden die Wissenschaftler heraus, dass das Risiko, die chronisch-entzündliche Gesichtserkrankung zu entwickeln, erhöht war, wenn gleichzeitig eine niedriggradige Entzündung im Körper vorhanden war. Ein solcher Zustand muss keine Symptome verursachen, kann aber zum Verlauf verschiedener Krankheiten beitragen.[49]

Chronische Entzündungen, auch solche, die sich verborgen im Körper abspielen, können nicht nur zu gesundheitlichen Problemen, sondern auch zu vorzeitiger Hautalterung führen. Sie regen die Bildung des Enzyms an, das am Kollagenabbau beteiligt ist. Auch wenn man Tabakrauch und stärkerer Sonnenstrahlung

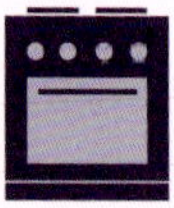

ausgesetzt ist, werden zerstörerische Enzyme in größerer Menge produziert und die vorzeitige Hautalterung begünstigt.

Auch Übergewicht kann niedriggradige Entzündungen verursachen.[50] Vor allem das sogenannte viszerale Fett, dass sich am Bauch ansetzt, ist ein recht aktives Gewebe, das unter anderem entzündungsfördernde Botenstoffe absondert und sogar Hormone ausschüttet.

Meiden Sie entzündungsfördernde Stoffe wie Transfettsäuren. In der westlichen Ernährung sind diese ungesättigten Fettsäuren besonders in industriell produzierter Nahrung wie frittierten Produkten und Backwaren zu finden. Sie entstehen als Nebenprodukte bei der unvollständigen Härtung von Pflanzenöl und beim Erhitzen von Ölen mit einem hohen Anteil an mehrfach ungesättigten Fettsäuren. Verwenden Sie beim Braten ausschließlich Margarinen, Frittier- oder Backfette, die ohne gehärtete Fette hergestellt wurden. Geeignet sind z. B. hitzebeständige Kokosfette oder speziell als Bratöle deklarierte Pflanzenöle. Transfette können bei einem erhöhten Verzehr zu gesundheitlichen Problemen wie Diabetes, Herz-Kreislauf-Erkrankungen oder Entzündungen führen.[51,52]

! Omega-6- und Omega-3-Fettsäuren sind essenzielle Stoffe, die der Körper benötigt, selbst aber nicht herstellen kann. Daher müssen sie durch die Nahrung zugeführt werden.

Fertigprodukte vermeiden

Versuchen Sie Fertigprodukte zu meiden und kochen Sie so oft wie möglich frisch. So behalten Sie einen Überblick über die in Ihren Speisen enthaltenen Zutaten und vermeiden ungesunde Zusatzstoffe.

Omega-6-Fettsäuren sind ebenso wie **Omega-3-Fettsäuren** essenzielle Stoffe, die der Körper für verschiedenste Funktionen benötigt, selbst aber nicht herstellen kann. Daher müssen sie durch die Nahrung zugeführt werden – im Optimalfall in einem Verhältnis von 2:1 bis 5:1 (Omega 6 zu Omega 3). Der moderne Speiseplan enthält jedoch viel mehr der Omega-6-Fettsäuren.

Das hat negative Folgen für die Gesundheit, denn sie können zu entzündungsfördernden Folgestoffen umgewandelt werden. Schränken Sie deshalb den Verzehr tierischer Produkte ein, die aus den Mastbetrieben konventioneller Landwirtschaft stammen. Sie enthalten ebenso wie Distelöl, Rapsöl und Sonnenblumenöl viel Omega 6. Pflanzenöle wie das vielfach angepriesene Leinöl scheinen sich nur bedingt als Omega-3-Quellen zu eignen, da der Körper sie nur in geringem Maße verwerten kann. Eine bessere Alternative stellt fetter Fisch wie Lachs, Makrele oder Sardine bzw. die als Nahrungsergänzungsmittel erhältlichen Fisch- oder Krillölkapseln dar. Auch Fleisch aus Weide- und Eier aus Freilandhaltung enthalten Omega-3-Fettsäuren mit einer hohen Bioverfügbarkeit.

Entzündungsfördernd können auch **Konservierungsstoffe, Emulgatoren**[53] sowie eine sogenannte **westliche Ernährungsweise** wirken, die reich an Süßigkeiten, Weißmehl, Kartoffelchips, fettreichen Milchprodukten, Salz, Softdrinks und Co. ist. Eine solche Diät führt nicht nur unmittelbar zu einer Entzündungsantwort, sondern programmiert das Immunsystem auch in der Form um, dass es langfristig in Alarmbereitschaft bleibt. Zudem scheint es eine Art von körpereigenem „Gedächtnis" zu geben, das dafür sorgt, dass das Immunsystem durch entzündliche Reaktionen schneller auf Gefahren reagieren kann – in diesem Fall das ungesunde Essen.[54]

Ob **Milchprodukte** tatsächlich einen negativen Einfluss auf die Gesundheit haben, darüber herrscht in der Welt der Wissenschaft bislang Uneinigkeit. Zwar existieren Untersuchungen, die zu dem Schluss kommen, dass der Konsum von Milchprodukten unter anderem zu Übergewicht, Diabetes, entzündlichen Darmerkrankungen oder auch Hautproblemen wie Akne führen kann. Doch was in diesen Studien scheinbar schlüssig belegt wurde, stößt auch auf Gegenargumente. Viele Hautärzte raten inzwischen jedoch zu einem gemäßigten Konsum von Milchprodukten. Vorsicht also, wenn Sie gerne Cappuccino oder Latte Macchiato trinken, denn diese Mengen sind schnell erreicht. Zum Glück gibt es heute aber schmackhafte pflanzliche Alternativen wie beispielsweise Cashewmilch.

Kalzium auch ohne Milchprodukte
Wer gar keine Milchprodukte isst, sollte auf seinen Kalziumspiegel achten. Der Mineralstoff ist für den Körper besonders gut verfügbar und in hoher Menge in Brokkoli, Grünkohl, Kopfkohlarten und Chinakohl enthalten. Als natürliches Nahrungsergänzungsmittel, das sowohl Kalzium als auch Magnesium enthält, ist zudem die Sango-Meereskoralle zu nennen, die in Pulverform als Nahrungsergänzungsmittel erhältlich ist.

Auch **glutenhaltiges Getreide** könnte Rosacea-Betroffenen möglicherweise eher schaden als nutzen. Grund sind Getreide-Proteine, die Amylase-Trypsin-Inhibitoren, kurz ATI, die in Getreide wie Weizen, Roggen, Dinkel, Gerste, Emmer und Einkorn, also den glutenhaltigen Getreiden, vorkommen. Dort fungieren sie als natürliche Regulatoren der Keimreifung, in geringerem Maße auch als pflanzliche Abwehrstoffe gegen Insekten. In großen Mengen aufgenommen aktivieren sie das Immunsystem des Darms und können im Körper Entzündungen verstärken. Symptome reichen von Magen-Darm-Problemen über Kopf- und Muskelbeschwerden bis hin zu Müdigkeit und Unkonzentriertheit. Professor Detlef Schuppan, Direktor des Instituts für Translationale Immunologie von der Universitätsmedizin der Johannes Gutenberg-Universität in Mainz, erforscht bereits seit einigen Jahren die Weizensensitivitäten Zöliakie, Weizenallergie und ATI-Sensitivität und hält „es in der Tat für sehr wahrscheinlich, dass der Konsum der ATI eine entzündliche Hauterkrankung wie die Rosacea als Co-Faktor befeuern kann. Unsere bisherigen Untersuchungen zeigen durchwegs, dass chronisch-entzündliche Erkrankungen durch die aktivierende Wirkung der ATI auf Immunzellen des Darms verstärkt werden. Diese aktivierten Zellen scheinen den Darm zu verlassen, was die Wirkung der ATI auf Erkrankungen außerhalb des Darms erklärt."[55] Entsprechende Studien zur Auswirkung von ATI auf Rosacea fehlen jedoch bislang.

Widmen wir uns nun all jenen Lebensmitteln und den in ihnen enthaltenen Stoffen, die sich positiv auf die Rosacea auswirken können.

Vitamin C: Das Antioxidans Vitamin C wirkt antientzündlich, kräftigt das Bindegewebe und regelt den Feuchtigkeitsgehalt der Haut. Nebenbei scheint es übrigens auch zum Abbau von Histamin beizutragen.[56] Der Tagesbedarf von Erwachsenen liegt laut der Deutschen Gesellschaft für Ernährung (DGE) bei 110 mg (Männer) bzw. 95 mg (Frauen) pro Tag. Enthalten ist es besonders in Acerolakirschen, Hagebutten, Brokkoli oder Paprika. Achtung bei Zitrusfrüchten: Bei manchen Betroffenen wirken sie als Trigger!

Der Vitamin-C-Gehalt von Lebensmitteln kann je nach Lagerung, Transport, Konservierung und Zubereitungsart – Vitamin C ist nicht hitzestabil – stark schwanken. Kaufen Sie Bio-Produkte und bereiten Sie diese möglichst frisch und schonend zu.

Vitamin C als Nahrungsergänzungsmittel

Wenn Sie Vitamin C in Form eines Nahrungsergänzungsmittels einnehmen möchten, greifen Sie dabei am besten auf Vitamin C aus natürlichen Quellen wie Acerolakirsche oder Hagebutte zurück. Ich selbst nehme täglich 600 mg Vitamin C in Form von 3 x 2 Acerola-Kapseln ein, weil der Bedarf bei entzündlichen Erkrankungen erhöht sein kann. Eine Überdosierung ist in der Regel nicht möglich, da der Überschuss mit dem Urin ausgeschieden wird.

Vitamin-C-haltige Lutschtabletten oder Pulver, das in Wasser aufgelöst wird, sollten Sie besser meiden, da die Säure Ihre Zähne angreifen und Verfärbungen begünstigen kann.

Vitamin A: Vitamin A bzw. seine Vorstufe (Pro-Vitamin) Betacarotin bietet antioxidativen Schutz für Haut, Haare, Fingernägel und wirkt positiv auf die Erneuerung der Hautzellen. Der Tagesbedarf von Erwachsenen liegt laut DGE bei 1 mg (Männer) bzw. 0,8 mg (Frauen) pro Tag. Gute Vitamin-A-Lieferanten sind Möhren, Süßkartoffeln oder Grünkohl.

Durch die Verarbeitung der Lebensmittel kann man ihre Verfügbarkeit für den menschlichen Körper beeinflussen. Werden etwa Möhren gegart und zerkleinert (z. B. püriert), steigert dies die Bioverfügbarkeit des Pro-Vitamins. Auch die Beigabe von Proteinen und Vitamin E (z. B. in Form von Weizenkeimöl) steigert die Aufnahme.[57]

Vitamin E: Vitamin E wirkt ebenfalls entzündungshemmend sowie antioxidativ und verbessert den Feuchtigkeitszustand der Hornschicht. Zudem schützt es vor Altersflecken und Falten, stärkt das Bindegewebe und verbessert die Wundheilung. Der Tagesbedarf liegt laut DGE bei etwa 14 mg (Männer) bzw. 12 mg (Frauen) pro Tag. Vitamin E ist in besonders großen Mengen in Weizenkeimöl enthalten. Die Öle sollten am besten im Kühlschrank gelagert werden.

Zink: Zink ist sehr wichtig für die Bildung von Kollagen – einem Protein, welches die Basis des Bindegewebes und der Haut darstellt. Zudem beschleunigt es Wundheilungsprozesse und wirkt antientzündlich. Der Tagesbedarf von Erwachsenen liegt laut DGE bei 10 mg (Männer) bzw. 7 mg (Frauen). Enthalten ist Zink besonders in Fleischprodukten und Käse, aber auch in Haferflocken und Hülsenfrüchten wie Kürbiskernen oder Leinsaat. Die Bioverfügbarkeit von Zink ist bei tierischen Lebensmitteln höher als bei pflanzlichen.

Kurkuma: Die aus Südasien stammende Gelbwurzel Kurkuma soll antientzündlich wirken. Ihre Verfügbarkeit im Körper soll sich durch die Kombination mit Piperin, einem Bestandteil des Pfeffers, sowie durch das Anbraten in Öl steigern lassen.

„Goldene Milch"

Probieren Sie doch mal die „Goldene Milch" aus. Dabei werden Kurkuma, schwarzer Pfeffer, Kardamom und Zimt in einem Topf zum Beispiel mit etwas Kokosöl kurz angebraten und dann mit Milch – am besten mit einer pflanzlichen Alternative – aufgegossen und zum Kochen gebracht. Bei Bedarf können Sie das Getränk mit etwas Ahornsirup süßen. Das Ergebnis ist ein wohltuendes und gesundes Getränk, das sich sehr gut zum Frühstück trinken lässt.

Auf einen Blick

- Meiden Sie Transfettsäuren in frittierten Speisen und Backwaren. Verwenden Sie beim Braten ausschließlich Margarinen, Frittier- oder Backfette mit dem Verpackungshinweis „ohne gehärtete Fette", hitzebeständige Kokosfette oder speziell als Bratöle deklarierte Pflanzenöle.
- Achten Sie darauf, ausreichend Omega-3-Fettsäuren zu sich zu nehmen, z. B. in Form von fettreichem Kaltwasserfisch und Krill- oder Fischölkapseln.
- Meiden Sie Fertigprodukte, da sie oftmals Emulgatoren und Konservierungsstoffe enthalten, die Entzündungen begünstigen können. Negativ auf Ihre Gesundheit können sich auch industriell verarbeitete Kohlenhydrate und Zucker in Süßigkeiten, Weißbrot, Kartoffelchips, Limonade und Co. auswirken.
- Essen Sie vitamin- und abwechslungsreich und achten Sie darauf, dass Sie ausreichend Gemüse in Ihren Speiseplan integrieren.
- Nehmen Sie Kurkuma als Pulver, z. B. als „Goldene Milch" oder in Form von Kurkuma-Extrakt als Nahrungsergänzungsmittel ein. Die Gelbwurz soll Entzündungen lindern können.

Achtung bei diesen Speisen
Vorsicht: Es gibt auch einige an sich antientzündliche Lebensmittel, die aber die Rosacea durch ihren Histamingehalt oder ihre gefäßerweiternde Wirkung negativ beeinflussen können. Dazu zählen unter anderem Spinat, Ingwer, Zitrusfrüchte oder fermentierte Speisen wie Sauerkraut.

Tipp 4: Nahrungsergänzungsstoffe

Im Folgenden möchte ich Ihnen einige Mittel vorstellen, die dem weiten Feld der Nahrungsergänzung zuzuordnen sind. Ihre Wirksamkeit ist nur teilweise wissenschaftlich belegt, jedoch gibt es viele Rosacea-Betroffene, die mit ihnen eine Verbesserung ihrer Beschwerden bewirken konnten. Entscheiden Sie also selbst, ob Sie ihnen eine Chance geben möchten.

In Tabletten gepresster **Weihrauchextrakt** soll ebenso antientzündlich wirken wie **Bromelain,** ein Enzym aus der Ananas. Zu den eher neueren Produkten auf dem Markt der Nahrungsergänzungsmittel gehört Methylsulfonylmethan, besser bekannt als **MSM.** Die im menschlichen und tierischen Organismus natürlich vorkommende Schwefelverbindung soll Entzündungen bekämpfen. **Schwarzkümmelöl** wird innerlich (aber auch äußerlich) traditionell gegen die verschiedensten Krankheiten eingesetzt – auch bei Hautleiden soll es helfen.

Ein Mittel, das eher zur Kategorie „Medikamente“ gehört, sind die **Ichthraletten.** Dabei handelt es sich um Tabletten, die Sie freiverkäuflich in der Apotheke erhalten. Ihr Wirkstoff Natriumbituminosulfonat gehört zur Gruppe der dunklen sulfonierten Schieferöle. Das Präparat ist geeignet zur Behandlung von Rosacea auch mit krankhafter Talgdrüsenüberproduktion der Haut. Man nimmt es zunächst hochdosiert und dann länger in niedriger Dosierung über etwa sechs Wochen. Einige Rosacea-Betroffene haben hiermit gute Erfahrungen gemacht.

Auf einen Blick

- Überlegen Sie, ob Sie Weihrauchextrakt, Bromelain, MSM oder Schwarzkümmelöl als Nahrungsergänzungsmittel ausprobieren möchten. Sie sollen antientzündlich wirken.
- Viele Rosacea-Betroffene haben auch mit den in Apotheken erhältlichen Ichthraletten gute Erfahrungen gemacht.

Tipp 5: Essen Sie Bio-Produkte

Bei allen Lebensmitteln, die ich Ihnen in diesem Buch empfehle, möchte ich Ihnen eine Sache besonders ans Herz legen: Kaufen Sie Produkte in Bio-Qualität. Warum? Abgesehen von der fragwürdigen Massentierhaltung sowie dem potenziellen Einsatz gentechnisch belasteter Produkte wird es schwer sein, Ihren Verdauungstrakt und damit verbunden auch Ihren Körper und Ihre Haut gesund zu halten, wenn Sie ihm mit jeder Mahlzeit Giftstoffe beispielsweise durch Rückstände chemischer Dünger oder aus potenziell antibiotikabelasteten Milchprodukten zuführen. Zudem liefern Bio-Produkte nachweislich mehr Vitamine und weitere gesunde Stoffe: So enthalten Bioeier ebenso wie das Fleisch von grasgefütterten Rindern mehr Omega-3-Fettsäuren.[58]

Auf einen Blick

- Kaufen Sie Produkte in Bio-Qualität!

Tipp 6: Nahrungsmittelunverträglichkeiten

Leiden Sie unter einer Lebensmittelsensitivität, -intoleranz oder -allergie und ernähren sich nicht dementsprechend, kann das zu mehr oder weniger starken Beschwerden führen, indem es über eine Beeinträchtigung des Magen-Darm-Trakts beispielsweise zu Störungen in der Nährstoffaufnahme, einer erhöhten Infektanfälligkeit oder Entzündungen kommen kann. Für die Rosacea ist dies von Bedeutung, da die Gesundheit des Darmes eng mit der Haut verknüpft zu sein scheint.[59]

Während Sie bei einer Lebensmittelallergie aufgrund der heftigen Reaktion des Immunsystems wahrscheinlich bereits um deren Existenz wissen, können Intoleranzen auch mildere und oft viele Stunden verzögert auftretende Symptome mit sich bringen. Zunächst sollten Sie versuchen, das Nahrungsmittel zu identifizieren, das Sie als Übeltäter im Verdacht haben. Wenn sich ein oder mehrere Lebensmittel herauskristallisieren, haben Sie zwei Möglichkeiten:

- Sie können Ihren Hausarzt oder Gastroenterologen auf einen Test auf mögliche Intoleranzen ansprechen.
- Sie können auf eigene Faust eine sogenannte Eliminiationsdiät durchführen, bei der Sie beispielsweise Milchprodukte oder Weizen konsequent aus Ihrem Speiseplan streichen und beobachten, ob sich Ihre Symptome bessern. Aber aufgepasst: In vielen auf den ersten Blick harmlos wirkenden Fertigprodukten verstecken sich Milchzucker und Co.! Werden Sie also zum Inhaltsstoff-Detektiv und finden Sie heraus, was genau Sie zu sich nehmen. Viele Betroffene finden auf diesem Weg zu einer gesünderen, frischeren Ernährung. Nach der Eliminationsdiät folgt die Wiedereinführungsphase. Nun können Sie testen, was passiert, wenn Sie beginnen, das zuvor ausgesparte Nahrungsmittel in geringen Dosen wieder zu sich nehmen. Oft hat sich bis dahin die Empfindlichkeit Ihres Verdauungstraktes enorm verbessert und Sie reagieren toleranter auf zuvor unverträgliche Speisen.

!

Versuchen Sie, das Nahrungsmittel zu identifizieren, das Sie als „Übeltäter" im Verdacht haben.

Auf einen Blick

- Versuchen Sie all jene Lebensmittel zu identifizieren, auf die Sie möglicherweise mit Symptomen des Magen-Darm-Trakts reagieren.
- Sprechen Sie, wenn Sie eine Sensitivität, Intoleranz oder Allergie vermuten, Ihren Hausarzt oder Gastroenterologen darauf an und lassen Sie dies abklären.

- Alternativ können Sie – falls Sie unter keinen Erkrankungen leiden, die dagegensprechen – auf eigene Faust eine Eliminationsdiät durchführen und testen, was Ihnen bekommt und was nicht.

Tipp 7: Hormone in Balance

Viele weibliche Rosacea-Betroffene klagen über eine Verschlechterung ihrer Symptome in Phasen hormoneller Veränderungen wie bei einer Schwangerschaft, vor der Menstruation oder in den Wechseljahren. Deshalb kann es helfen, wenn Sie versuchen, Ihren Hormonspiegel soweit möglich ausgeglichen zu halten. Wenngleich nicht eindeutig wissenschaftlich belegt, existieren viele Berichte von Frauen, die ihren Stress reduziert, auf einen erholsamen Schlaf geachtet, sich ausreichend bewegt sowie weitestgehend auf Kaffee, Zucker sowie Milchprodukte verzichtet haben und so ihren Hormonspiegel in Balance bringen konnten.

Probieren Sie doch einmal pflanzliche Milchalternativen wie Cashewmilch und koffeinfreien Kaffee wie aus der Süßlupine aus. Raffinierten Zucker können Sie in Maßen etwa durch Ahornsirup ersetzen. Sie werden staunen, wie schnell Sie sich an diese Alternativen gewöhnt haben. Übrigens: Sojamilch hingegen sollten Sie besser im Regal stehen lassen, da sie bei histaminempfindlichen Menschen Symptome hervorrufen kann.

Auch weitere „Frauenprobleme“ wie prämenstruelle oder Wechseljahresbeschwerden können sich durch die beschriebenen Maßnahmen bessern.

Auf einen Blick

- Bewegen Sie sich ausreichend.
- Sorgen Sie für genügend Schlaf und Entspannung in Ihrem Alltag.
- Verringern Sie Ihren Konsum oder verzichten Sie auf Kaffee, Milchprodukte und Zucker. Probieren Sie stattdessen pflanz-

liche Milch (z. B. aus Cashewnüssen) und koffeinfreien Kaffee (z. B. aus der Süßlupine) sowie Ahornsirup statt Zucker aus.

!

Bei Erwachsenen wird eine Tagesration von mindestens 1,5 Litern bis zu drei Litern Flüssigkeit empfohlen.

Tipp 8: Trinken Sie gesund

Über den Tag hinweg genügend zu trinken fällt vielen Menschen schwer. Wie viel Flüssigkeit benötigt wird, ist von verschiedenen Faktoren wie körperlicher Aktivität, Gewicht oder Ernährungsgewohnheiten abhängig. Bei Erwachsenen wird eine Tagesration von mindestens 1,5 Litern bis zu drei Litern als ungefährer Richtwert empfohlen. Bei großer Hitze sollte man etwas mehr trinken, um den Feuchtigkeitsverlust auszugleichen.

Doch oftmals fällt die Wahl nicht auf das gesündere stille oder nur leicht mit Kohlensäure versetzte Wasser, sondern auf Fruchtsäfte, Softdrinks, Kaffeezubereitungen oder gezuckerte Tees. Durch den in diesen Getränken enthaltenen Zucker werden nicht nur Fettleibigkeit und damit Typ-2-Diabetes, sondern auch Entzündungen begünstigt.

Auf einen Blick

- Trinken Sie mindestens 1,5 Liter am Tag.
- Ziehen Sie stilles oder mildes dem stark kohlensäurehaltigen Mineralwasser vor.
- Trinken Sie Wasser am besten pur. Vermeiden Sie allzu viele Säfte, Kaffeezubereitungen und gezuckerte Getränke.
- Geeignet ist ungesüßter (nicht gezuckerter), etwas abgekühlter Tee jeder Art.

Raum 2 – das Badezimmer: Pflege und Rosacea

Wie Sie bereits wissen, gibt die Leitlinie Rosazea der Deutschen Dermatologischen Gesellschaft verschiedene Hinweise auf eine passende Pflege bei Rosacea:

- Gesichtswasser oder andere Präparate, die Menthol, Kampfer, Natriumlaurylsulfat bzw. Adstringenzien enthalten, vermeiden
- wasserfeste Kosmetika möglichst nicht verwenden
- aufgrund der erhöhten Empfindlichkeit der Haut auf aggressive Reinigungssubstanzen verzichten, ebenso auf Seifen ist zu verzichten, da diese alkalisch sind und den pH-Wert der Haut erhöhen, was zu Irritationen führen kann[60]

In diesem Abschnitt werden Sie auch diese Tipps wiederfinden, näher erläutert und um viele weitere ergänzt. Sie alle helfen Ihnen dabei, Ihre Rosacea nachhaltig in den Griff zu bekommen. Sie fragen sich sicher, wie ich zu meinen folgenden Empfehlungen gekommen bin. Zum einen ergeben sich viele Grundsätze aus meiner tiefergehenden Beschäftigung mit den Eigenschaften der gesunden, aber auch der kranken Haut sowie der Rosacea im Speziellen, beispielsweise die konsequente, tägliche Anwendung eines Sonnenschutzes, der Verzicht auf mechanische Peelings oder die Wahrung des natürlichen pH-Wertes der Haut.

Auch sind in meine Empfehlungen einige Gedanken der Korneotherapie eingeflossen. Der amerikanische Dermatologe Albert Montgomery Kligman beschrieb damit Maßnahmen, die auf die Reparatur des Stratum corneum, der äußersten Schicht der Haut, abzielten[61] und dadurch kranke oder empfindliche Haut nachhaltig positiv beeinflussen sollen. Korneotherapeutische Maßnahmen wollen also das Gleichgewicht der Haut wiederherstellen und die Hautbarriere stabilisieren, so dass sie unempfindlicher gegenüber äußeren Reizen wird und in ihrer Regenerationsfähigkeit unterstützt wird.[62] Als kontraproduktiv gelten demnach beispielsweise synthetische Emulgatoren, die die natürliche Barriereschicht stören, hautfremde Mineralöle sowie irritierende Duftstoffe, Konservierungsmittel oder Farbstoffe. Auf diese Kriterien nehmen auch die Tipps im folgenden Praxisteil Rücksicht. Sie finden beispielsweise in Tipp 12 Anwendung, in dem ich beschreibe, was es bei der Auswahl einer geeigneten Pflege für Ihre Rosacea-Haut zu beachten gibt.

Kaufempfehlungen für Präparate und Produkte
Konkrete Kaufempfehlungen zu den in den verschiedenen Tipps beschriebenen Präparaten und Produkten finden Sie nicht im Buch, sondern auf der begleitenden Webseite www.rosacea-selbsthilfe.de/produkte. Dies hat vor allem den Grund, dass Cremes oder Nahrungsergänzungsmittel immer wieder einmal vom Markt genommen oder neu eingeführt werden. Auch können sie sich in ihrer Zusammensetzung ändern. Dann sorgt beispielsweise eine zuvor verträgliche Tagespflege plötzlich für unerwünschte Symptome. Die Empfehlungen, die Sie online finden, sind stets aktuell und mit einem Link zur jeweiligen Bezugsquelle versehen.

Die passende Pflege

!

Ein geeignetes Produkt zu finden, ist bei der Rosacea gar nicht so einfach.

Auch wenn die Art der Gesichtsreinigung, das Pflegeverhalten im Schub oder das richtige Testen neuer Produkte wichtige Faktoren für die nachhaltige Beruhigung der Haut darstellen, denken die meisten beim Thema Pflege wohl eher an Gesichtscremes und Co. Ein geeignetes Produkt zu finden, ist bei der Rosacea aber gar nicht so einfach.

Warum? Die Kosmetikindustrie ist eine Industrie wie jede andere auch. Oft steht der Profit an vorderster Stelle, und die Belange der Kunden finden hauptsächlich im Rahmen der Wirtschaftlichkeit Beachtung. Dies spiegelt sich unter anderem in der Verarbeitung günstiger, aber im hautphysiologischen Sinne nicht immer optimaler Inhaltsstoffe wie Mineralöle wider. Darunter leiden, ganz klar, vor allem Menschen mit empfindlichster Haut. Die Naturkosmetik versucht alternative Wege zu beschreiten. So verzichten die Hersteller auf unnatürliche Inhaltsstoffe. Trotzdem sollten Sie als Rosacea-Betroffener auch bei diesen Produkten nicht einfach blind zugreifen, denn auch in den Bio-Cremes finden sich Stoffe, die von normalen Hauttypen zwar gut vertragen werden, aber für eine empfindliche Haut nicht geeignet sind, etwa ätherische Öle, Parfum oder Alkohol.

Ein weiterer Faktor, der die Suche nach einer gut verträglichen Creme erschwert, ist die schon mehrfach erwähnte Tatsache, dass die Rosacea-Haut in ihrem Erscheinungs- und Symptombild sehr individuell ist und ihre Bedürfnisse je nach Schwere und Form der Erkrankung variieren. Vor allem in den entzündlicheren Phasen benötigt sie eine absolut reizfreie, rein auf Beruhigung ausgelegte Pflege mit einem Minimum an Inhaltsstoffen. „Blüht" die Rosacea gerade nicht, kann man ihr etwas mehr, also mehr Inhaltsstoffe und beispielsweise ein Serum, zumuten.

Die Pflege dem Hautbedürfnis anpassen

Lösen Sie sich von dem Gedanken, dass Sie die eine, perfekte Pflege für sich finden müssen, die Sie für immer verwenden können. Dies mag zwar wünschenswert sein und für einige wenige Rosacea-Betroffene sogar der Realität entsprechen. Versuchen Sie jedoch Ihre Pflege-Routine eher als etwas zu betrachten, das sich je nach aktuellem Hautbedürfnis immer wieder einmal ändern kann. So können Alter, Jahreszeit, Krankheitsschübe und vielleicht auch einfach Ihr persönliches Hautwohlgefühl dazu beitragen, dass Sie plötzlich eine andere Creme benötigen. Ich habe inzwischen eine kleine Auswahl verschiedener Produkte für die unterschiedlichsten Bedürfnisse meiner Haut, so dass ich meine Pflege bei Bedarf anpassen kann.

Zusätzlich müssen auch Ihre unterschiedlichen Hautzustände Beachtung finden. Um herauszufinden, wie es „unter" Ihrer Rosacea aussieht, sollten Sie zunächst einmal Tipp 9 anwenden und anschließend ein bis zwei Monate lang Ihre Pflege entsprechend Tipp 12 umstellen, damit sich die Hautfunktionen regulieren können. Beispielsweise kann sich nämlich hinter einer sehr öligen Haut ein pflegebedingtes Trockenheitsproblem verbergen, dem die Haut durch vermehrtes Sebum gegenzusteuern versucht.

Der pH-Wert

Der pH-Wert der Haut wird unter anderem durch Faktoren wie das Alter, die genetische Veranlagung, die Ernährung (auch Unterernährung), die Zusammensetzung des Talgs, Hauterkrankungen oder den Einsatz von Waschsubstanzen beeinflusst. Der Begriff „pH" ist die Abkürzung für den lateinischen Begriff „potentia hydrogenii" und bedeutet Wasserstoffionenkonzentration. Mit ihm werden Stärkegrade von Säuren und Basen (Laugen) auf einer Skala von 0 bis 14 gekennzeichnet.

Wie Sie schon wissen, sorgt der durch körpereigene saure Substanzen zustande kommende pH-Wert der Haut von etwa 5,5 dafür, dass sie vor schädlichen Mikroorganismen und Umwelteinflüssen geschützt wird. Ein alkalischer, also hoher Wert stört das natürliche Gleichgewicht. In der Folge können Hautfette (Lipide) nicht mehr aufgebaut werden, es kommt zu einem erhöhten Wasserverlust und Trockenheit. Eine so beeinträchtigte Hautbarriere fördert die Empfindlichkeit gegenüber äußeren Reizen und beeinträchtigt die Regeneration.

Ein solches Ungleichgewicht kann beispielsweise durch das wiederholte Waschen mit Seife – sie hat einen alkalischen pH-Wert von 8 bis 11 – entstehen, vor allem wenn eine Hauterkrankung vorliegt. Eine einmalige Reinigung stellt dabei gar nicht einmal so ein großes Problem dar, ist die Haut doch eigentlich in der Lage, sich innerhalb weniger Stunden wieder zu regulieren.

Geschieht dies jedoch regelmäßig, kann es bis zu 14 Stunden dauern, bis sich der pH-Wert in einen neutralen Bereich eingependelt hat.[63] Bei barrieregestörter Haut kann diese Regulationsfähigkeit jedoch zusätzlich eingeschränkt sein. Eine mögliche Lösung ist der Gebrauch eines hautneutralen oder leicht sauren (4,5 bis 5,5) Reinigungsmittels. Aber Achtung: Manche Hersteller bezeichnen auch Produkte als „neutral", die einen pH-Wert von 7 aufweisen, da dies die Mitte der Mess-Skala darstellt.

Inwieweit Pflegeprodukte wie Cremes auf den pH-Wert der Haut einwirken können, hängt vom jeweiligen Produkt ab. Denn die Haut verfügt selbst über einen eigenen Puffer, der es ihr ermöglicht, ihren Ausgangswert nach dem Auftrag von ungepufferten pH-neutralen, schwach sauren oder schwach basischen Präparaten rasch wiederherzustellen.

Eine sogenannte gepufferte Creme kann eine bestimmte Menge an Säuren bzw. Basen ausgleichen und so bei geringen Abweichungen den pH-Wert der Haut an den eigenen anpassen.

Trotzdem, dies ist meine persönliche Empfehlung, rate ich Ihnen dazu, nur Pflegeprodukte zu verwenden, die sich im pH-neutralen Bereich von etwa 4,5 bis 5,5 bewegen, um die Rosacea-Haut, die Symptome einer Barrierestörung aufweist, nicht weiter zu irritieren. Eine Möglichkeit ist es auch, Produkte mit einem höheren pH-Wert mit solchen, die einen niedrigeren, sauren Wert aufweisen, in der Hand zu vermischen und dann aufzutragen. Diese Mixtur sollten Sie beim ersten Mal aber besser mit einem Lackmuspapier testen, um zu sehen, ob sie sich im hautfreundlichen Bereich bewegt.

Wenn Sie sich auf die Suche nach einer geeigneten Pflege begeben, werden Sie schon bald merken, dass bei kaum einem Produkt der pH-Wert auf der Verpackung abgegeben ist. Fragen Sie diese Information deshalb am besten beim Hersteller an. Alternativ können Sie sich in der Apotheke oder online Lackmuspapier kaufen. Geben Sie etwas von dem Produkt auf den Streifen und warten Sie kurz ab, welche Farbe das Papier annimmt. Auf der beiliegenden Legende können Sie dann nachlesen, um welchen pH-Wert es sich handelt.

!

Achten Sie beim Kauf eines Reinigungsmittels oder einer Creme auf einen pH-hautneutralen Wert.

Zusammenfassend lässt sich sagen, dass Sie beim Kauf eines Reinigungsmittels auf jeden Fall (siehe auch Tipp 10) und meiner Ansicht nach auch beim Kauf einer Creme auf einen pH-hautneutralen Wert achten sollten.

Sie sehen also, eine der größten Herausforderungen für Menschen mit Rosacea ist es, eine geeignete Pflege zu finden. Um nicht unnötig viel Geld auszugeben, rate ich Ihnen deshalb dazu, Produkte, für die Sie sich interessieren, vor dem Kauf zu testen. Wie Sie hierbei am besten vorgehen, lesen Sie in Tipp 18.

Auch Ihnen empfehle ich, sich Ihre Pflegeroutine für den Anfang aufzuschreiben, quasi als Spickzettel für die schwierige Zeit der Umstellung. Notieren Sie, welche Produkte Sie morgens und

Meine Pflegeroutine

Als ich meine Pflege entsprechend meinen Erkenntnissen der 3-Raum-Methode umgestellt hatte, kristallisierte sich schon bald eine Art modulares System heraus, das ich bis heute anwende: Meine Hauptpflege basiert neben der Reinigung, einem Gesichtswasser und Sonnenschutz auf einer Creme mit wenigen und verträglichen Inhaltsstoffen. Dies ergänze ich durch ein ebenfalls sehr reduziert formuliertes feuchtigkeitsspendendes Serum oder ein Aloe-Vera-Gel sowie ab und an zusätzlichen Wirkstoffseren. Sollte ich in einen Schub geraten, kann ich dann einzelne Komponenten wie das Serum weglassen und meine verträgliche Creme pur verwenden. Wie ich meine Haut zurzeit pflege, lesen Sie unter www.rosacea-selbsthilfe.de/autorin. Dort habe ich meine Pflegeroutine detailliert aufgelistet und mit Links zu den jeweiligen Bezugsquellen versehen.

abends verwenden möchten. Dies könnte beispielsweise so aussehen:

Morgens: Gesichtswasser xy (zur Reinigung), Serum xy, Tagescreme xy, Sonnenschutz xy.

Abends: Reinigungsmilch und Gesichtswasser (zur Reinigung), Serum xy, Nachtcreme xy.

Weniger ist mehr

Meiden Sie schwere, reichhaltige Cremes, die viel Öl beinhalten (z. B. Salben oder sogenannte Wasser-in-Öl-Emulsionen). Sie wirken kontraproduktiv auf die Rosacea, da sie die Haut abdichten und Hitzestaus begünstigen können. Wasserbasierte Cremes (z. B. sogenannte Öl-in-Wasser-Emulsionen oder auch Seren) sind in der Haptik leichter und weitaus besser geeignet. Ihr Nachteil: der hohe Wasseranteil verlangt eine gute Konservierung, die reizend wirken kann.

Zudem sollten Sie auf allzu viele Inhaltsstoffe verzichten. Bei Rosacea gilt: Je kürzer die Liste der Inhaltsstoffe auf der Verpackung eines Produkts, umso höher die Wahrscheinlichkeit, dass Sie es vertragen. Potenziell unverträgliche Stoffe wie Parfum oder Alkohol sollten sich dort, wenn überhaupt, an einer der letzten Stellen befinden. Denn die Liste ist nach der Menge der enthaltenen Stoffe geordnet. Was ganz am Anfang steht, z. B. Wasser (Aqua), zeigt an, dass besonders viel hiervon im Produkt ist – es stellt meist seine Basis da.

Dr. Hans Lautenschläger, Experte für physiologische Hautpflege und Kosmetik, weist in diesem Zusammenhang darauf hin, dass Menschen mit Rosacea häufig über die Unverträglichkeit sogenannter hypertoner Hautpflegeprodukte klagen. Er erklärt hierzu: „Mit der Konzentration von Stoffen (häufig Salzen) in wässrigen Medien steigt der osmotische Druck, das heißt, die Lösung wird hypertonisch. Wenn sie nun auf das isotonische Gewebe stößt, kann es bei der Rosacea-Haut zu Irritationen kommen, ähnlich wie wenn man eine Salzlösung oder Salz in eine Wunde streut. Beim Schweiß, der eintrocknet, ist es ähnlich."[64]

!

Eine Rosacea-geeignete leichte Pflege ist anfälliger für Verkeimung, weil sie hauptsächlich aus Wasser besteht.

Haltbarkeit von Pflegeprodukten

Ein ebenfalls wichtiger Punkt betrifft die Hygiene und damit verbunden auch die Haltbarkeit sowie die Verträglichkeit der einzelnen Produkte. Cremes, Seren und Co. enthalten normalerweise Konservierungsstoffe, die sie davor bewahren, vor der angegebenen Zeit zu verderben. Geschähe dies, könnt es bei ihrer Anwendung zu Reizungen und Unverträglichkeitsreaktionen der Haut kommen. Und: Umso fetthaltiger das Produkt ist, desto geringer ist die Chance, dass sich Bakterien darin bilden können. Eine für die Rosacea-Haut geeignete leichte Pflege ist also anfälliger für Verkeimung. Natürlich sind die meisten Produkte jedoch ausreichend konserviert.

Vor einer frühzeitigen Verderblichkeit werden Pflegeprodukte auch durch eine geeignete Verpackung geschützt. Leider verwenden viele Hersteller noch immer Cremetiegel. Sie sind aus verschiedenen Gründen ein wahrer Nährboden für Bakterien. Möchten wir hieraus etwas entnehmen, öffnen wir den Tiegel und setzen das Produkt damit der Luft und möglichen Keimen aus. Weiter benutzen wir die Finger, um die Creme aus der Verpackung in unser Gesicht zu bekommen – eine weitere mögliche Quelle der Verkeimung. Tuben und Spender sind da die hygienischere Alternative.

Was aber machen, wenn es die Lieblingscreme nur im Tiegel gibt? Zwar sind die Pflegeprodukte ausreichend konserviert und so gegen Keime gewappnet, dennoch empfiehlt sich die Verwendung eines Spatels zur Entnahme. Dieser sollte nach jeder Entnahme optimalerweise mit etwas Alkohol (Isopropanol) gereinigt werden. Alternativ gibt es in Selbstrührer-Shops sogenannte Airless-Tiegel, in dem die Creme keinen Luftkontakt hat und aus dem das Produkt ohne Finger entnommen wird. Reinigen Sie den neuen Behälter vor der ersten Nutzung mit Alkohol und füllen Sie die Creme mithilfe eines ebenfalls mit Isopropanol desinfizierten Spatels um. So erhöhen Sie die „Lebensdauer“ des Produkts und minimieren die Gefahr von Hautreizungen.

Achten Sie zudem darauf, dass Ihre Pflegeprodukte nicht zu hohen und schwankenden Temperaturen ausgesetzt sind und nicht im Sonnenlicht stehen.

Das richtige Produkt wählen

Angesichts all dieser Einschränkungen möchte man meinen, dass es fast unmöglich ist, eine passende Pflege zu finden. Wie einfach wäre es, wenn man einfach den blumigen Versprechen Glauben schenken könnte, die sich die Marketing-Abteilungen der Hersteller ausgedacht haben. Verzweifeln Sie aber nicht! Zum Glück können Sie sich an ein paar Grundsätzen orientieren, die die Wahrscheinlichkeit erhöhen, dass Sie ein Produkt vertragen. Beachten Sie aber bitte, dass Ihnen die genannten Empfehlungen lediglich als Orientierung dienen sollen. Dies bedeutet konkret, dass es von Vorteil ist, wenn Ihre Pflege beispielsweise keine ätherische Öle oder Parfum enthält, weil sie in den meisten Fällen die Haut irritieren. Allerdings ist es nicht zwangsläufig ein Ausschlusskriterium, wenn sie in einem geringen Maß beigemischt sind, also an einer der letzten Stellen der angegebenen Inhaltsstoff-Liste stehen. Achten Sie nur darauf, dass solche Produkte in Ihrem Badezimmer die Ausnahme bleiben.

Auf meiner Webseite unter www.rosacea-selbsthilfe.de/produkte empfehle ich Ihnen einige geeignete Produkte, die weitestgehend den genannten Kriterien entsprechen. Sie sind in ihrer Zusammensetzung günstiger formuliert als vergleichbare Cremes und werden von vielen Rosacea-Betroffenen gut vertragen.

Pflege optimal auftragen

Doch nicht nur die Zusammensetzung der Pflege, sondern auch die Art und Weise, wie sie aufgetragen wird, hat einen Einfluss darauf, wie sie auf der Haut wirkt. Wenn Sie mehrere Produkte übereinander auftragen möchten, beachten Sie den folgenden Grundsatz: Beginnen Sie mit der leichteren Pflege (Gesichtswasser oder Serum) und tragen Sie darüber die reichhaltigere Pflege auf. Dies hat den Grund, dass die schwereren Cremes mehr Fett enthalten. Dies würde, wenn sie vor einem leichteren Serum aufgetragen werden, das Eindringen der eher wasserbasierten Pflegeprodukte fast unmöglich machen. Das richtige Auftrageverhalten sorgt in diesem Fall dafür, dass die reichhaltigere Pflege das Wasser der leichteren in der Haut festhält, indem es eine Art Barriere bildet. Man spricht auch von Okklusion.

Mineral- und Silikonöle, von denen Sie gleich noch hören werden, dichten die Haut im Vergleich zu natürlichen Ölen stärker ab und können dadurch den Hautstoffwechsel beeinflussen. Beispielsweise kann so die Regenerationsfähigkeit nachlassen[65]. Zudem werden der Haut wichtige Umgebungsimpulse vorenthalten, die sie zur Funktionsregulierung benötigt.[66] Eine mögliche Folge: Die Produktion hauteigener wasserbindender Substanzen, der sogenannten Natural Moisturing Factors sowie hauteigener Fette wird gedrosselt.[67] Unter einer vermeintlich gepflegten Haut, die Mineralöle und Co. vortäuschen, verbirgt sich dann leider oft eine eher trockene. Im hautphysiologischen Sinne besser zur Pflege geeignet sind also Pflanzenöle und -buttern wie Jojobaöl, das reizarme Squalan und das sogenannte Neutralöl (eine Mischung aus mittelkettigen Fettsäuren natürlichen Ursprungs).

Mineral- und Silikonöle dichten die Haut im Vergleich zu natürlichen Ölen stärker ab und können dadurch den Hautstoffwechsel beeinflussen.

Pflege und Medikamente

Auch wenn Sie beispielsweise Metronidazol-Creme oder ein Gel mit Azelainsäure vom Dermatologen verschrieben bekommen haben und dieses weiter anwenden möchten, können Sie die im Folgenden beschriebenen Tipps umsetzen. Warten Sie nach dem Auftragen etwa 15 Minuten, bis das Therapeutikum eingezogen ist. Dann können Sie mit der Pflege fortfahren.

Hautpflege selbst herstellen

Die Herstellung der eigenen Pflege ist eine Option, die sich für manche Menschen mit Problemhaut auf den ersten Blick anbietet. Schließlich weiß man dann genau, mit was man sich eincremt. Auch ich habe Selbstversuche in diesem Bereich hinter mir. Stellen Sie sich darauf ein, dass die ersten Erfolge etwas länger auf sich warten lassen können. Denn bis die erste verträgliche Pflege produziert ist, können schon einige Versuche notwendig sein. Gerade wenn man eine sehr empfindliche Haut hat, kann das zur echten Geduldsprobe werden.

Kein Grund aber, dieses schöne Hobby nicht einmal auszuprobieren: Wenn Sie sich für Wirkstoffe und Öle interessieren, Lust am Austüfteln neuer, auf Sie zugeschnittener Rezepturen haben und bereit sind, zu Beginn ein bisschen Geld in Zubehör zu investieren, dann könnte das Selberrühren eine Alternative zum Kauf konventioneller Kosmetik sein. Achten Sie aber auch hier darauf, die hergestellten Cremes vorsichtig zu testen, und denken Sie daran, dass Rosacea-Haut vor allem eines will: wenige Wirkstoffe und Öle sowie eine absolut keimfrei hergestellte Pflege.

! Denken Sie bei der Herstellung von Pflegeprodukten daran, dass Rosacea-Haut vor allem eines will: wenige Wirkstoffe und Öle sowie eine absolut keimfrei hergestellte Pflege.

Wenn Sie einmal in den Kosmos der Selbstrührer eintauchen möchten, empfehle ich Ihnen Heike Käsers Forum auf www.ruehrkueche.de und die begleitende Webseite www.olionatura.de. Hier wird das Hobby auf einem sehr hohen Niveau betrieben, und man hilft Neulingen gerne weiter.

Tipp 9: Die Haut auf „Null" setzen

Bevor Sie Ihre Pflege entsprechend der Tipps in diesem Buch umstellen, sollten Sie Ihr Gesicht vier Wochen lang besonders reizarm pflegen, damit sich mögliche Irritationen oder Entzündungen zurückbilden können und die Toleranzschwelle der Haut angehoben wird. Im Anschluss können Sie Ihre Pflege wie in Tipp 12 beschrieben um weitere pflegende Komponenten, wie beispielsweise ein Serum, erweitern.

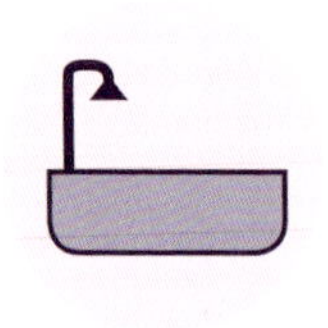

Auch wenn sich gerade ein Rosacea-Schub ankündigt oder Sie sich bereits inmitten eines solchen befinden, helfen Ihnen die Empfehlungen dieses Tipps. Befolgen Sie die Anweisungen dann einfach so lange, bis sich die Symptome zurückbilden.

Wie die Haut sich erneuert
Der Hauterneuerungsprozess dauert durchschnittlich 28 Tage. Innerhalb dieser Zeit entstehen neue Hautzellen, während ältere verhornte Zellen abgestoßen werden. Die Ergebnisse Ihrer neuen Pflege werden sich also etwa nach diesem Zeitraum zeigen.

Als ersten Schritt sollten Sie Ihre Reinigung überprüfen und gegebenenfalls ändern. Ich empfehle Ihnen, morgens darauf zu verzichten, Ihr Gesicht zu waschen, und abends eine milde Reinigungsmilch zu verwenden, die Sie ohne Wasser abnehmen können (Näheres dazu in Tipp 10).

Sollten Sie ein äußerlich aufzutragendes Arzneimittel vom Dermatologen verwenden, tragen Sie es direkt nach der Reinigung auf. Warten Sie im Anschluss etwa 20 Minuten, bevor Sie mit der Tagespflege fortfahren. Dies ist wichtig, damit das Therapeutikum gut einziehen kann. Tragen Sie dann eine reizfreie, für die empfindlichste Haut formulierte Tagespflege auf. Hier empfehlen sich Produkte unterschiedlicher Hersteller, die Sie in der Apotheke erhalten und die nur ein Minimum an Inhaltsstoffen aufweisen.

Als letzten Schritt tragen Sie eine Sonnencreme auf, da UV- und Infrarot-Strahlung sich besonders negativ auf die Rosacea auswirken. Was es dabei zu beachten gibt, beschreibe ich in Tipp 13. Als Nachtpflege können Sie die gleiche Creme wie morgens verwenden.

Übrigens: In dieser Phase können Sie ruhig auch Make-up verwenden.

Auf einen Blick

- Reinigen Sie Ihr Gesicht wie in Tipp 10 beschrieben.
- Falls Sie ein äußerlich aufzutragendes Therapeutikum vom Dermatologen verwenden, tragen Sie es nach der Reinigung auf und warten Sie 20 Minuten.
- Cremen Sie dann Ihr Gesicht mit einer reizarmen Pflege ein.
- Sehen Sie sich nach einem für Sie verträglichen Sonnenschutz um, da UV- und Infrarot-Strahlung der Haupttrigger für Rosacea-Symptome ist (siehe Tipp 13).
- Befolgen diese Routine für vier Wochen, um Ihre Haut intensiv zu beruhigen.

Tipp 10: Sanfte Reinigung

Die Reinigung Ihres Gesichts sollte gründlich, aber sanft erfolgen und die Haut von Make-up-Resten, Sonnencreme und dem Staub und Schmutz, der sich im Laufe des Tages darauf angesammelt hat, befreien. Dabei gibt es, das haben Sie bestimmt schon geahnt, einiges zu beachten.

!

Die Reinigung Ihres Gesichts sollte gründlich, aber sanft erfolgen.

Viele Rosacea-Betroffene, vor allem all jene, die zusätzlich mit einer eher öligen Haut zu kämpfen haben, würden ihr Gesicht am liebsten gleich mehrmals täglich waschen. Aber aufgepasst: Dies schadet der Haut langfristig, da sie unnötig gereizt wird und austrocknen kann. Dadurch leidet ihre wichtige Schutzbarriere. Verzichten Sie deshalb **morgens** auf eine allzu gründliche Reinigung. Meiner Erfahrung nach reicht es völlig, wenn Sie ein sanftes Gesichtswasser ohne reizende Stoffe wie Hamamelis und Alkohol oder aggressive Waschsubstanzen (Tenside) oder in eine kleine Flasche abgefülltes destilliertes Wasser verwenden, das Sie aufsprühen und dann mit einem Wattepad abnehmen.

Destilliertes Wasser
Destilliertes Wasser wurde durch Destillation von Ionen, Spurenelementen und anderen Verunreinigungen befreit. Es hat nach Luftkontakt einen hautfreundlichen pH-Wert und schadet der Haut nicht. Sie können destilliertes Wasser günstig online oder im Drogeriemarkt kaufen.

Abends können Sie eine Reinigungsmilch verwenden, die Sie sanft in die Haut einmassieren (optional auch mit etwas destilliertem Wasser) und dann mit Wattepads abnehmen. Die Reinigungsmilch sollte möglichst ein mildes, pH-neutrales oder leicht saures (pH 4,5 bis 5,5) Produkt sein, das frei ist von Alkohol, Seife, Konservierungsstoffen, aggressiven Waschsubstanzen und rückfettenden Substanzen. Auf viele Reinigungslösungen, die Sie im Drogeriemarkt, aber auch in der Apotheke finden, trifft dies nicht zu. Sie enthalten oftmals reizende Waschsubstanzen wie Sodium Lauryl Sulfate (SLS) oder Sodium Laureth Sulfate (SLES), denn Produkte, die toll schäumen, halten wir für besonders effektiv. Tatsächlich sind sie das auch, allerdings zu Lasten der Hautgesundheit, die durch die (zu) gründliche Reinigung leidet. Verabschieden Sie sich also besser von Schaum in Ihrer Gesichtsreinigung.

Auch Parfum und ätherische Öle sollten in der Reinigungsmilch fehlen. Völlig ungeeignet bei Rosacea ist Seife, da sie den pH-Wert der Haut vom schützenden, leicht sauren Bereich in den alkalischen Bereich anhebt. Dadurch wird ihre Barriere gestört und Irritationen begünstigt.

Nach der abendlichen Reinigung sollten Sie ein sanftes Gesichtswasser oder destilliertes Wasser verwenden, das Sie aufsprühen. Mithilfe von Wattepads können Sie dann die letzten Reste von Make-up und Schmutz von der Haut nehmen.

Bei all den potenziell schädlichen Inhaltsstoffen drängt sich die Frage auf, ob es nicht am besten ist, das Gesicht einfach mit purem Wasser zu reinigen. Leider nein. Zwar löst heißes Wasser die meisten Hautfette, jedoch reizen die hohen Temperaturen die Haut zu stark. Staubpartikel und Schmutz werden außerdem nur unzureichend entfernt. Kaltes bzw. lauwarmes Wasser ist deutlich schonender, seine Reinigungswirkung aber mangelhaft.[68]

Wie Ihnen vielleicht aufgefallen ist, empfehle ich Ihnen eine Gesichtsreinigung, die ohne Leitungswasser auskommt. Für viele Menschen ist dies zunächst undenkbar. Wenn Sie nicht darauf verzichten möchten – wovon ich Ihnen abrate –, bitte ich Sie, aufmerksam den folgenden Abschnitt zu lesen, denn die Qualität des Wassers kann bedeutend zur Beruhigung oder eben auch zur Reizung Ihrer Haut beitragen.

Zunächst einmal sollte das von Ihnen zur Reinigung verwendete Wasser möglichst frei von Härtebildnern (Kalk) sein, da sie die Haut, vor allem wenn ihre Barriere gestört ist, austrocknen und dadurch destabilisieren können. Wissenschaftler vom King's College London und der University Sheffield fanden heraus, dass hartes Wasser die Empfindlichkeit gegenüber Waschsubstanzen erhöht und im schlimmsten Fall sogar zur Entwicklung eines Hautekzems führen kann.[69]

Wasser mit einem Härtegrad ab 2,5 mmol/l gilt als hart. Auskünfte über die Wasserhärte in Ihrer Stadt finden Sie online[70] oder bei den jeweiligen Versorgungsunternehmen. Falls Ihr Wasser stark kalkhaltig sein sollte, empfehle ich Ihnen dringend, sich ein Filtersystem für den Wasserhahn oder einen günstigeren Tischwasserfilter zuzulegen. Alternativ können Sie zur Reinigung auch destilliertes Wasser verwenden. Es hat ursprünglich einen pH-Wert von 7, der sich aber bei Luftkontakt auf einen hautfreundlicheren Bereich verringert.[71] Dieses Wasser gibt es günstig online oder im Drogeriemarkt zu kaufen. Auch, wenn dieser Aufwand nur für die Gesichtsreinigung übertrieben wirken mag, glauben Sie mir, er ist es wert! Leitungswasser hat übrigens einen pH-Wert von etwa 7,0 bis 8,5 und befindet sich damit über dem hautfreundlichen Bereich.

!

Auskünfte über die Wasserhärte in Ihrer Stadt finden Sie online oder bei den jeweiligen Versorgungsunternehmen.

Konventionelle Emulgatoren und Wasser
Wenn Sie bislang eine Pflege verwendet haben, in der synthetische Emulgatoren (sie sind beispielsweise am „PEG" oder „-eth" im Namen auf der Liste der Inhaltsstoffe zu erkennen) eingesetzt wurden und zugleich Ihr Gesicht mit Wasser reinigen, sollten Sie sich nicht wundern, wenn Ihre Haut trocken und gereizt ist. Denn die hautfremden Emulgatoren setzen sich in der obersten Hautschicht fest und werden dann beim Kontakt mit Wasser gemeinsam mit den hauteigenen Fetten ausgespült („Auswascheffekt").

Abschließend möchte ich kurz auf verschiedene weitere Reinigungsmöglichkeiten eingehen, die manchmal auch für empfindliche Haut empfohlen werden, aber im Hinblick auf ihre Eignung für die Rosacea-Haut kritisch betrachtet werden sollten.

- **Ultraschallgesichtsbürsten** werden oft selbst in der weichsten Variante noch als zu stark reizend empfunden.
- **Mizellenwasser** sind reine Tensidlösungen und können durch die enthaltenen aggressiven Waschsubstanzen die Hautbarriere stark beeinträchtigen. Trockenheit und Irritationen können die Folge sein.
- Die **Reinigung mit Gesichtsölen** folgt dem Prinzip, dass sich Öl (also Hautfette) am besten durch Öl lösen lässt. Nach dem Auftragen wird es mit einem heißen, feuchten Waschlappen abgenommen. Diese Methode ist zu stark reizend für die Rosacea und entfettet die Haut sehr stark. Zudem kann ein leichter Ölfilm auf der Haut verbleiben, der Hitzegefühle und Flushs verursachen kann.
- **Mikrofasertücher** sind noch die sanftesten der hier aufgelisteten Reinigungsmöglichkeiten. Trotzdem handelt es sich um einen mechanischen Reiz, der auf die Haut ausgeübt wird. Zudem müssen die Tücher meist mit Wasser verwendet werden. Dies macht sie für eine milde rosaceafreundliche Pflege tendenziell eher ungeeignet. Sie sind aber sicher einen Versuch wert.

Auf einen Blick

- Reinigen Sie Ihr Gesicht nicht öfter als nötig. Morgens reicht es, wenn Sie Ihr Gesicht mit einem sanften Gesichtswasser oder destilliertem Wasser besprühen und dies mit einem Wattepad abnehmen.
- Für die abendliche Reinigung empfehle ich Ihnen eine sanfte pH-neutrale oder leicht saure (pH 4,5 bis 5,5) Reinigungsmilch ohne aggressive Waschsubstanzen und reizende Zusätze. Massieren Sie das Produkt in Ihre Haut ein (optional können Sie hierfür vorher auch etwas destilliertes Wasser auf Ihr Gesicht sprühen). Nehmen Sie die Reinigungsmilch anschließend sanft mit einem Wattepad ab.
- Verwenden Sie nun ein sanftes, reizfreies Gesichtswasser oder destilliertes Wasser, um letzte Schmutzreste von der Haut zu entfernen.
- Möchten Sie auf die Reinigung mit Wasser nicht verzichten? Dann prüfen Sie, ob Ihr Wasser besonders kalkhaltig ist, denn dies kann die Hautbarriere stark beeinträchtigen. Wenn ja, sollten Sie sich entweder ein Filtersystem oder einen günstigeren Tischfilter zulegen. Alternativ können Sie auch destilliertes Wasser aus dem Drogeriemarkt verwenden. Unterschätzen Sie die Qualität des Wassers nicht. Sie ist besonders wichtig für Ihre Haut! Ich empfehle Ihnen deshalb eine leitungswasserfreie Reinigung.

Tipp 11: Thermalwasser und Gesichtssprays

Thermalwasser kann, wenn die Haut wieder einmal brennt und kribbelt, als natürliche Erfrischung dienen.

Von einem Produkt haben wohl schon die meisten Rosacea-Betroffenen gehört: Thermalwasser. Dabei handelt es sich um natürliches Grundwasser, dessen Quellaustrittstemperatur über 20 °C liegt. Es enthält Salze und Mineralstoffe, manchmal auch Schwefel, Kohlensäure oder Radon und kann – wenn die Haut wieder einmal brennt und kribbelt – als natürliche Erfrischung dienen. Achten Sie beim Kauf unbedingt darauf, dass das Produkt keine Zusatzstoffe enthält. In Drogerie- und Supermärkten finden sich zahlreiche Sprays, die Alkohol, Konservierungsmittel oder andere reizende Stoffe beinhalten. Hier lohnt sich der Gang in die Apotheke.

Beachten Sie trotz des angenehmen Kühleffektes aber bitte immer, dass (Thermal-)Wasser sowie auch andere Gesichtssprays, wenn sie auf der Haut verdunsten und nicht von einer Creme „eingeschlossen“ werden, austrocknend wirken.[72] Im Übermaß angewandt tun Sie sich hiermit keinen Gefallen. Zudem hat Thermalwasser wie auch Wasser meist einen pH-Wert von 7 oder mehr. Wenn Sie sich für eine Pflege entscheiden, die im hautneutralen Bereich liegt, sollten Sie das Wasser nur im Notfall anwenden, also wenn das Gesicht wirklich stark brennt.

Neben dem Thermalwasser gibt es auch andere Gesichtssprays, die die Haut beruhigen und ihr Feuchtigkeit spenden sollen. Sie eignen sich allerdings weniger zur kleinen Erfrischung zwischendurch, da sie meist eine ganze Reihe an Inhaltsstoffen enthalten. Wie Sie wissen, sollten Sie jedoch ein Zuviel an Pflege und Wirkstoffen vermeiden, um die Rosacea-Haut nicht zu reizen. Gut formulierte Gesichtssprays können beispielsweise aber nach der Reinigung eingesetzt werden. Geben Sie auch hier direkt nach dem Aufsprühen, wenn Ihre Haut noch feucht ist, Ihre Tages- oder Nachtpflege darüber. Achten Sie beim Kauf eines entsprechenden Produkts auf einen hautfreundlichen pH-Wert.

Auf einen Blick

- Wenn Sie sich Thermalwasser-Spray kaufen wollen, lohnt sich der Gang in der Apotheke, da die Produkte hier meist keine reizenden Zusätze wie Alkohol oder Konservierungsstoffe enthalten. Vorsicht aber vor einer allzu häufigen Nutzung: Thermalwasser kann auch austrocknend wirken, wenn es auf der Haut verdunstet und nicht von der nachfolgenden Pflege „eingeschlossen“ wird. Zudem hat es einen pH-Wert von über 7. Wenden Sie es also nur im Notfall an, wenn Ihre Haut stark brennt und Sie eine Erfrischung brauchen.

- Reizarm und beruhigend formulierte Sprays können Sie ebenfalls unter der Tages- oder Nachtpflege anwenden. Zur kühlenden Erfrischung bei Flushs eignen sie sich jedoch nicht, da sie zu viele Inhaltsstoffe haben und die Haut dadurch reizen können. Achten Sie auch hier auf einen hautfreundlichen pH-Wert und auf eine maßvolle Anwendung.

Tipp 12: Tages- und Nachtpflege

Ist Ihr Gesicht nach Befolgen der Anweisungen in Tipp 9 und der Verwendung der dort empfohlenen reizarmen Cremes nun etwas ruhiger, können Sie diese Produkte weiterverwenden oder sich nach einer etwas pflegenderen Tages- und Nachtpflege umsehen, die die Hautbarriere stärkt und Rötungen sowie Entzündungen mindert. Es bleibt ganz Ihnen überlassen, ob Sie morgens und abends die gleiche Creme anwenden oder für die Nacht ein anderes Produkt auftragen möchten. Ein feuchtigkeitsspendendes Serum oder eine milde Augenpflege können die Pflegeroutine bei Bedarf und Verträglichkeit ergänzen.

Bei sehr trockener Haut, etwa im Winter, können Sie die Tagespflege durch einen kleinen Tropfen Squalan oder Neutralöl etwas nährender gestalten. Sie erhalten es online und in Selbstrührer-Shops. Aber Vorsicht: Wie Sie wissen, mag die Rosacea-Haut eine zu reichhaltige Pflege nicht.

Vom Arzt verschriebene Cremes

Wenn Sie ein Therapeutikum, beispielsweise eine Metronidazol-Creme, von Ihrem Hautarzt bekommen haben, sollten Sie es etwa 20 Minuten einziehen lassen, bevor Sie sich mit weiteren Produkten eincremen.

Grundsätzlich empfehlenswert bei Rosacea ist eine Pflege mit einer leichten Textur, das heißt einem höheren Wasseranteil wie z. B. in Gelen oder Emulsionen bzw. Öl-in-Wasser-Cremes. Eher ungeeignet hingegen sind Wasser-in-Öl-Präparate, also sehr reichhaltige Cremes, da sie die Haut abdichten und Flushs begünstigen. Das ist vor allem von Bedeutung, wenn Sie unter einer Mischform von Rosacea und Akne leiden: Ein hoher Fettstoffgehalt bietet ideale Bedingungen für Aknebakterien.

!

Je kürzer die Liste der Inhaltsstoffe eines Produkts ist, umso höher ist die Wahrscheinlichkeit, dass Sie es vertragen.

Für jede Pflege gilt der Grundsatz: Je kürzer die Liste der Inhaltsstoffe eines Produkts ist, umso höher ist die Wahrscheinlichkeit, dass Sie es vertragen. Cremen Sie Ihr Gesicht zudem nur sparsam ein. Dies gilt in besonderem Maße dann, wenn Sie mehrere Pflegeprodukte übereinander auftragen. Denn der Fettgehalt und die Inhaltsstoffe der einzelnen Pflegeprodukte können sich dann aufaddieren und dadurch zu Symptomen führen.

Achten Sie auch darauf, dass Ihre Pflege möglichst keine **Mineralöle** enthält. Sie sind reizfrei und sehr gut verträglich, legen sich aber wie eine Schicht über die Haut und dichten sie ab. Dies verhindert zwar die Abgabe von zu viel Feuchtigkeit nach außen, leider werden so aber auch natürliche Regenerationsprozesse behindert und Flushs begünstigt. Es gibt unterschiedliche Arten von Mineralölen, die Sie unter den folgenden Namen auf der Produktverpackung finden: Mineral Oil, Petrolatum, Paraffinum Liquidum, Paraffinum Subliquidum, Cera Microcristallina, Microcrystalline Wax, Ozokerite, Ceresin, Vaseline.

Silikone sind künstliche Stoffe, die aus Erdöl gewonnen werden. Sie sind gut verträglich und fühlen sich auf der Haut gut an. Leider sind sie jedoch ebenso wie Mineralöle hautfremd, verfügen über keinerlei pflegende Eigenschaften und behindern die Regenerationsfähigkeit der Haut. Silikone erkennt man an der Endung „-cone“ oder „-xane“. Am häufigsten tauchen sie unter den Namen Dimethicone, Methicone, Polysiloxane oder Cyclomethicone auf. Trotz allem sei gesagt, dass diese Stoffe von vielen Rosacea-Betroffenen als sehr angenehm auf der Haut empfunden werden. Entscheiden Sie selbst, ob Sie diese selbst ausprobieren möchten.

Wenn Sie auf Mineral- und Silikonöle verzichten möchten
Im Rahmen einer Umstellung von Mineral- und Silikonölen auf hautfreundlichere Produkte kann Ihre Haut innerhalb ihres Regenerationszyklus von vier Wochen unruhiger erscheinen, trockener als gewöhnlich sein und eventuell sogar mit kleinen Unreinheiten reagieren. Dies erklärt sich durch die Wirkung der Mineral- und Silikonöle, die die Haut in ihrer natürlichen Funktionsweise beeinträchtigen und in Zuge dessen die Bildung von hauteigenen wasserbindenden Substanzen sowie Fetten herunterregulieren können. Lassen Sie diese Stoffe nun plötzlich weg, braucht es einige Zeit, bis die Haut in ihren eigenen „Rhythmus" zurückfindet. In der Regel dürften sich die oben genannten Symptome aber innerhalb von 28 Tagen wieder reguliert haben.

Generell heißt es, dass **Alkohol** in Konzentrationen von über zehn Prozent in kosmetischen Präparaten bei Rosacea Reizungen auslösen kann. Ich und zahlreiche andere Betroffene haben die Erfahrung gemacht, dass er zum Teil auch in geringeren Konzentrationen für Symptome sorgen kann und die Haut austrocknet und gereizt reagiert. Er wird oft als Konservierungsmittel eingesetzt oder um Pflanzenwirkstoffe zu extrahieren und so nutzbar zu machen. Alkohole kommen unter den folgenden Namen vor: Alcohol denat., Weingeist, Ethanol, Ethyl Alcohol, Methanol, Isopropyl Alcohol, SD Alcohol und Benzyl Alcohol. Als bei Rosacea unbedenklich gelten Fettalkohole, die vor allem als Konsistenzgeber eingesetzt werden. Sie werden aus den Fettsäuren der Pflanzenteile gewonnen. Auf der Liste der Inhaltsstoffe finden Sie sie als Cetyl Alcohol, Cetearyl Alcohol, Behenyl Alcohol, Lanolin Alcohol und Stearyl Alcohol.

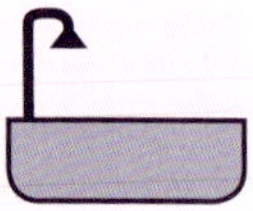

Jede Creme besteht aus Wasser und Fett. Damit sich diese Komponenten vermischen können, benötigt man einen **Emulgator.** Am häufigsten finden mineralölbasierte, synthetische Emulgatoren wie Polyethylenglykol (PEG) Verwendung. Sie können, da synthetischen Ursprungs, von der Haut nicht verstoffwechselt werden und Trockenheit sowie Irritationen begünstigen. Emulgatoren tragen PEG in der Bezeichnung oder enden auf "-eth", z. B. Ceteareth-8. Doch Emulgatoren sind nicht per se schlecht. Die Stoffe, die in der Naturkosmetik Verwendung finden, beispielsweise Lecithine, Sterole oder Phytosterole, sind in ihrem Aufbau hautfreundlicher, da hautähnlicher und werden in der Regel gut vertragen.[73]

Worauf Sie noch achten sollten:

- Ihre Hautpflege sollte keine durchblutungsfördernden, potenziell reizenden Wirkstoffe wie **Koffein** oder Menthol enthalten.
- Cremes mit anregenden **Ölen** aus der Wildrose oder Granatapfelkernen können ebenso Probleme verursachen wie der feuchtigkeitsspendende Harnstoff **Urea,** der bei einigen Rosacea-Betroffenen vor allem in entzündlichen Schüben auf der Haut brennen und zu Rötungen führen kann.
- Vorsicht bei **Anti-Aging-Produkten.** Sie enthalten oftmals regenerierende Wirkstoffe, die die Haut reizen (siehe hierzu auch Tipp 16).
- Ihre Pflege sollte zudem ohne **Duft- und Farbstoffe** (potenziell reizend) sowie **Parabene** auskommen. Letztere sind dem weiblichen Sexualhormon Östrogen sehr ähnlich und stehen im Verdacht, den Hormonhaushalt durcheinanderzubringen. Bei Ratten wurde dies bereits bewiesen. Entsprechende Langzeitstudien am Menschen fehlen. Eines scheint jedoch gewiss zu sein: Parabene lagern sich in unserem Körper an. Sie enden immer auf „-paraben“: Methylparaben, Ethylparaben, Propylparaben, Butylparaben.

- Wenn es draußen eisig kalt ist, wird Rosacea-Betroffenen manchmal das Auftragen einer sogenannten **Cold Cream** empfohlen. Diese basiert meist auf Mineralöl und soll, wenn sie vor dem Gang ins Freie aufgetragen wird, die Haut vor der Kälte schützen. Zurück im Warmen soll die Creme wieder abgenommen werden, um einen Hitzestau zu vermeiden. Das Problem: Entfernen Sie die Cold Cream nur mit einem Wattepad, bleibt immer etwas auf der Haut zurück und erhöht die Möglichkeit eines Hitzestaus. Zudem nehmen Sie zugleich möglicherweise aufgetragenes Make-up gleich mit ab – nicht schön. Möchten Sie die Creme „richtig" entfernen, benötigen Sie eine Reinigungsmilch und gegebenenfalls Wasser. Dass das häufige Reinigen (und damit meine ich mehr als einmal am Tag) die Haut reizt, wissen Sie bereits. Die Cold Cream ist, so meine Erfahrung, in den meisten Fällen ungeeignet und unpraktisch.

Nach all den Inhaltsstoffen, die Sie meiden sollten, möchte ich Ihnen nun einige vorstellen, die sich positiv auf die Rosacea auswirken können. Ihre Verträglichkeit ist aber – wie immer – individuell zu testen.

- **Weihrauch:** Die im Weihrauch-Harz enthaltene Boswelliasäure hemmt die 5-Lipoxygenase, ein Enzym, das körpereigene Entzündungsprozesse auslöst. Es schützt zudem vor UV-Belastung.
- **Mäusedornextrakt:** stabilisiert Blutgefäße und Bindegewebe. Er strafft die Haut und mildert Rötungen.
- **Panthenol** ist die Vorstufe von Vitamin B5. Es mildert Juckreiz und erhöht die Hautfeuchte. Es gilt als sehr verträglich und wird auch in Produkten für empfindliche und Babyhaut eingesetzt.
- Den Inhaltsstoffen im **Süßholzwurzelextrakt** werden zahlreiche Wirkungen zugeschrieben. Vor allem wegen ihrer entzündungshemmenden Wirkung finden sie sowohl therapeutische als auch kosmetische Verwendung.

- Die Blätter der **Aloe-Vera-Pflanze** beruhigen und bilden einen leichten oberflächlichen Film, der einen Beitrag zur Stabilisierung der Hautfeuchte liefert.

Spezielle Rosacea-Produkte
Im Internet und in der Apotheke gibt es eine ganze Reihe von Produkten, die sich gezielt an Rosacea-Betroffene richten. Vielleicht fragen Sie sich, wieso ich Ihnen bislang noch nicht die Anwendung dieser Cremes und Seren empfohlen habe. Die Antwort ist einfach: Viele der als rosaceafreundlich ausgelobten Produkte enthalten potenziell reizende Stoffe wie Parfum (und zwar an prominenter Stelle), Mineralöle, als reizend geltende Sonnenschutzfilter oder bedenkliche Konservierungsmittel. Meiner Erfahrung nach tut es ein mildes, nicht explizit für die Rosacea ausgelobtes Produkt ebenso gut.

Übrigens: Lassen Sie sich von dem Werbeslogan „dermatologisch getestet" nicht täuschen. Er besagt lediglich, dass das Produkt in Gegenwart eines Dermatologen geprüft wurde – nicht mehr und nicht weniger. Es sagt nichts aus über das Untersuchungsverfahren, die Unabhängigkeit der Prüfer oder die wissenschaftliche Protokollierung der Untersuchungen.

Auf www.rosacea-selbsthilfe.de/hilfreiches finden Sie eine Merkliste mit allen No-Gos, auf die Sie beim Kauf einer geeigneten Pflege achten müssen. Sie können sie kostenlos als pdf herunter laden.

Auf einen Blick

- Generell werden eher leichtere Formulierungen, also Produkte mit einem höheren Wasser- als Fettanteil (Öl-in-Wasser-Cremes) vertragen. Der Fettanteil sollte nur gering ausfallen, da dies die Haut abdichten und für Flushs sorgen kann.
- Sie können dasselbe Produkt für die Tages- und die Nachtpflege verwenden oder abends eine andere Creme auftragen.

- Bei trockener Haut oder im Winter können Sie ein oder zwei Tropfen eines reizarmen Öls, wie Squalan oder Neutralöl, zu Ihrer Pflege hinzugeben. Aber Achtung: Die Rosacea mag zu viel Öl nicht.
- Weniger ist mehr: Die Liste der Inhaltsstoffe Ihrer Pflege sollte besser kürzer als länger sein.
- Seien Sie sparsam beim Auftragen Ihrer Pflege, besonders wenn Sie mehrere Produkte übereinander auftragen.
- Achten Sie darauf, dass Ihre Tagespflege möglichst keine reizenden Inhaltsstoffe wie synthetische Emulgatoren, Konservierungs- oder Farbstoffe, Mineralöle, eventuell auch keine Silikone, Alkohole oder andere stimulierende Zusätze wie Koffein enthält. Auch Anti-Aging-Cremes werden oft nicht vertragen.
- Verlassen Sie sich nicht blind auf die Werbeaussagen der Hersteller, sondern prüfen Sie die Creme auf ihre Inhaltsstoffe.
- Dermatologen empfehlen, die von ihnen verschriebenen Präparate möglichst pur aufzutragen. Wenn Sie nicht auf eine zusätzliche Pflege verzichten möchten, warten Sie vor dem Auftragen des Therapeutikums etwa 20 Minuten, bevor Sie sich mit weiteren Produkten eincremen.
- Testen Sie die Produkte, für die Sie sich interessieren, vor dem Kauf. Lesen Sie hierzu mehr in Tipp 18.

Tipp 13: Sonnenschutz

Einen geeigneten Sonnenschutz zu finden, den auch die empfindliche Rosacea-Haut verträgt, ist gar nicht so einfach. Dennoch sollten Sie sich am besten so bald wie möglich darum bemühen, denn die UV- und Infrarot-Strahlung der Sonne gelten als Haupttrigger für die Rosacea. Zudem können sie für eine vorzeitige Hautalterung sorgen. Bedenken Sie auch, dass entzündete Stellen, z. B. durch Pusteln bedingt, unter Sonnenstrahlung leichter pigmentieren, also bräunliche Verfärbungen bilden, die Ihr Hautbild noch unruhiger wirken lassen. Ich empfehle Ihnen,

!

Ich empfehle Ihnen, ein Sonnenschutzprodukt mit einem LSF von mindestens 30, optimalerweise von 50 auszuwählen.

ein Produkt mit einem LSF von mindestens 30, optimalerweise von 50 auszuwählen. Generell wird empfohlen, einen ganzen Teelöffel Sonnencreme im Gesicht aufzutragen, um ausreichend geschützt zu sein.

Grundsätzlich stehen Ihnen zwei verschiedene Arten von UV-Filtern zur Auswahl.

- **Chemische Sonnenschutzfilter** wandeln die UV-Strahlen auf der Haut in andere Energieformen um und sollten mindestens eine halbe Stunde vor dem Sonnen aufgetragen werden. Sie gelten im Vergleich zu ihren mineralischen Pendants als potenziell reizender, sind aber äußerst wirksam. Als gut verträglich gelten die folgenden Filter: Bis-Ethylhexyloxyphenol Methoxyphenyl Triazine (Tinosorb S), Drometrizole Trisiloxane (Meroxyl XL), Terephthalylidene Dicamphor Sulfonic Acid (Mexoryl SX), Ethylhexyl Triazone (Uvinul T 150), Diethylamino Hydroxybenzoyl Hexyl Benzoate (Uvinul A Plus), Diethylhexyl Butamido Triazone (Iscotrizinol) und Phenylbenzimidazole Sulfonic Acid (Enzulisol).
- **Mineralische Sonnenschutzfilter** (Zink oder Titandioxid/Titanium Dioxide) reflektieren das Sonnenlicht auf der Haut und wirken sofort nach dem Eincremen, da sie die Haut durch den beim Auftragen entstehenden Film schützen. Mineralische Sonnenschutzpräparate enthalten zwar keine potenziell reizenden chemischen Filter, können jedoch einen weißen Schleier auf der Haut hinterlassen. Dieses Problem sollen mineralische Partikel in Nanogröße lösen. Sie sind winzig klein und deshalb angenehmer in der Verwendung. Allerdings ist unklar, inwieweit sie in den Körper eindringen und dort den Organismus gefährden können.

Sonnenlicht und Haut

Sonnenlicht besteht aus unterschiedlichen Strahlen: UV- (UV-A und UV-B) sowie Infrarot-Strahlen und sichtbarem Licht. Die Infrarot-Strahlen sind Wärmestrahlen, die Hautschäden sowie Gefäßerweiterungen begünstigen können. UV-A- und UV-B-Strahlung schädigen die natürliche Immunabwehr der Haut, fördern Entzündungsprozesse und begünstigen das Gefäßwachstum.

Egal, für welche Variante Sie sich entscheiden: Achten Sie darauf, dass Ihr Sonnenschutz für empfindliche Haut geeignet ist und keine Alkohole oder andere reizende Stoffe (siehe Tipp 12) enthält. Testen Sie den Sonnenschutz möglichst vor dem Kauf.

Warten Sie nach dem Auftrag der Tagespflege etwa dreißig Minuten, bevor Sie die Sonnencreme auftragen. Dies rät Professor Dr. Volker Steinkraus, Leiter des Dermatologikums in Hamburg, denn „es ist wichtig, dass sich das erste Produkt gleichmäßig mit den hornhauteigenen Lipiden durchmischt hat, bevor das zweite Produkt auf die Haut kommt.“[74] Zusätzlich zu einer Sonnencreme sollten Sie an Sommertagen einen Hut mit breiter Krempe tragen, um sich zu schützen. Mittlerweile gibt es sogar Exemplare mit UV-Schutz!

!

Zusätzlich zu einer Sonnencreme sollten Sie an heißen Sommertagen optimalerweise einen Hut mit breiter Krempe tragen, am besten mit UV-Schutz!

Letztlich müssen Sie ausprobieren, welche Sonnencreme Sie am besten vertragen. Vorsicht aber vor Drogerie- und Supermarktprodukten: Sie enthalten fast immer Alkohole und oftmals irritierende chemische Filter.

Auf einen Blick

- Achten Sie darauf, dass Ihr Sonnenschutz für empfindliche Haut geeignet ist und keine Alkohole oder andere reizende Stoffe (siehe Tipp 12) enthält.

- Tragen Sie einen ganzen Teelöffel des Sonnenschutzes auf das Gesicht auf. Mineralische Sonnencremes wirken sofort, Produkte mit chemischen Filtern sollten eine halbe Stunde vor dem Sonnenbaden aufgetragen werden.
- Warten Sie nach der Tagespflege etwa dreißig Minuten, bevor Sie die Sonnencreme auftragen.
- Kaufen Sie sich einen Sonnenhut mit breiter Krempe für besonders heiße Tage, ggf. sogar mit UV-Schutz.
- Testen Sie das Sonnenschutzprodukt, für das Sie sich interessieren, wenn möglich vor dem Kauf.

Tipp 14: Pflege im Schub

Im aktiven Stadium der Rosacea ist die Haut ganz besonders empfindlich. Die Beruhigung und das Abheilen von Entzündungen sollten dann ganz klar im Mittelpunkt stehen.

Verfahren Sie bei der Reinigung und Pflege wie in Tipp 9 beschrieben. Auch ein Sonnenschutzpräparat sollte nicht fehlen. Auf Make-up müssen Sie nicht verzichten. Dies kann den Leidensdruck erheblich mindern und so positiv auf das Krankheitsgeschehen einwirken. Sie erinnern sich? Stress ist einer der Haupttrigger für Rosacea.

Abkühlung mit Wasser?

Bei einem Flush haben Sie vielleicht das Bedürfnis, Ihr Gesicht mit etwas Wasser abzukühlen. Verzichten Sie besser darauf, da Wasser die Haut austrocknen und irritieren kann. Einen erfrischenden Effekt können Sie ebenso gut erreichen, wenn Sie kaltes Wasser auf das Schlüsselbein, den Nacken und hinter die Ohren geben oder ein paar Schlucke kaltes Wasser trinken.

Wenn Ihr Gesicht brennt, geschwollen oder entzündet ist, können Sie es mit Thermalwasser besprühen. Wiederholen Sie dies aber nicht zu oft, denn es kann, wie Sie wissen, die Haut austrocknen.

Die Rosacea-Pickel sind keine „normalen“ Unreinheiten. Meiden Sie deshalb Anti-Pickel-Cremes aus dem Drogeriemarkt und angebliche Geheimtipps wie Zahnpasta, die gegen die Pusteln helfen sollen. Auch wenn es immer wieder heißt, dass man Pusteln bloß nicht ausdrücken sollte, hält sich doch kaum ein Rosacea-Betroffener des Stadiums II daran. Denn die Unreinheiten können sich manchmal wochenlang halten, wenn man nichts gegen sie unternimmt. Daher mein Rat: Entfernen Sie Pusteln nur, wenn diese wirklich bereit dafür sind. Dies merken Sie daran, dass sie sich schon beim geringsten Druck öffnen lassen. Wenn Sie zu stark drücken, können Sie die Entzündung noch verschlimmern. Verwenden Sie hierzu zwei Wattestäbchen und nicht Ihre Finger, da die Pustel sonst mit den Keimen auf Ihrer Haut in Berührung kommt und sich weiter entzünden kann. Auch eine punktuell, über Nacht aufgetragene, reizarm formulierte Heilsalbe mit Zink kann die Heilung der Pusteln begünstigen.

Schwarzer Tee ohne Zusätze und in Bio-Qualität gilt im Rosacea-Schub als hilfreich, weil er über leicht adstringierende, das heißt zusammenziehende Eigenschaften verfügt: Seine Gerbstoffe dichten die erweiterten Blutgefäße ab und wirken entzündungshemmend auf Pusteln. Nach meiner Recherche und eigenen Messungen verändert sich der pH-Wert von Wasser, wenn man z. B. einen Teebeutel hineingibt. Der Wert wird dann auf einen hautfreundlichen Wert von 5 bis 6 abgesenkt. Lassen Sie einen Teebeutel in einer halben Tasse Wasser (am besten kalkfrei oder destilliert) 20 Minuten lang ziehen. Nehmen Sie dann den Beutel heraus und stellen Sie den Tee in den Kühlschrank. Dort muss er vollständig abkühlen. Nehmen Sie nun ein Wattepad, durchtränken Sie es mit dem Tee und legen Sie es fünf bis zehn Minuten auf die betroffenen Areale.

Sie können den Tee abgedeckt im Kühlschrank einen weiteren Tag aufbewahren. Anschließend sollten Sie einen neuen Tee aufbrühen, da die Gefahr der Verkeimung ansonsten zu hoch ist.

Am besten verwenden Sie die Schwarzteekompressen morgens vor der Pflege und abends nach der Reinigung, da die Haut durch diese Methode ausgetrocknet wird und im Anschluss durch das Auftragen einer Creme gepflegt werden sollte. Probieren Sie auch mal Zistrosentee – äußerlich und innerlich – aus. Auch er enthält Gerbstoffe und soll zudem antientzündlich wirken.[75]

!

Probieren Sie mal Zistrosentee – äußerlich und innerlich – aus. Auch er enthält Gerbstoffe und soll zudem antientzündlich wirken.

Im Schub kann auch eine beruhigende Maske sehr gut gegen Symptome wie Brennen und Juckreiz helfen. Sie kann so oft angewendet werden, wie Sie es benötigen, am besten jedoch nach der Reinigung und vor oder anstelle der üblichen Pflege.

Auf einen Blick

- Reinigen und pflegen Sie Ihre Haut wie in Tipp 9 beschrieben und lassen Sie Zusatzprodukte wie Seren weg.
- Erste Hilfe für den Notfall: Sprühen Sie Ihr Gesicht bei Hitzegefühlen, Jucken, Brennen oder Schwellungen mit Thermalwasser ein. Wenden Sie es aber nicht zu oft an, denn dann steigt die Gefahr, dass Ihre Haut austrocknet.
- Schwarzer Tee hilft durch die enthaltenen Gerbstoffe bei Rötungen und Pusteln. Gießen Sie einen Beutel mit einer halben Tasse heißem Wasser auf und lassen Sie ihn etwa 20 Minuten ziehen. Dann stellen Sie ihn ohne Beutel in den Kühlschrank zum Abkühlen. Tränken Sie ein Wattepad mit dem Tee und legen Sie es für fünf bis zehn Minuten auf die betroffene Stelle. Die beste Zeit hierfür ist morgens und abends nach der Reinigung.
- Pusteln sollten Sie nur dann entfernen, wenn sie sich sehr leicht öffnen lassen. Verwenden Sie dazu zwei Wattestäbchen und nicht Ihre Finger.
- Auch eine punktuell angewandte und reizarm formulierte Heilsalbe mit Zink fördert die Heilung der Pusteln.
- Tragen Sie eine beruhigende Maske auf.

Tipp 15: Make-up – Ruhe ins Gesicht bringen

Viele Rosacea-Betroffene stellen ihrem Arzt die besorgte Frage: „Aber Make-up darf ich doch verwenden, oder?" Kein Wunder, sorgen Rötungen und Pusteln doch oftmals für so starke Schamgefühle, dass man sich ohne abdeckende Kosmetik kaum aus dem Haus traut. Keine Sorge! Auch bei Rosacea müssen Sie nicht auf Foundation (Grundierung), Concealer (stärker pigmentierte Abdeckcreme), Lidschatten und Co. verzichten. Indem die allzu sichtbaren Symptome der Krankheit überschminkt werden, kann die Lebensqualität sogar erheblich verbessert und so der Stresspegel gesenkt werden, der bekanntermaßen zur Verschlechterung des Hautbildes beitragen kann.

Es ist leicht, eine „perfekte Leinwand", also eine tolle Haut, mit Make-up zu verschönern. Bei der durch Rötungen und zum Teil auch Pusteln oft unebenmäßig wirkenden Rosacea-Haut gibt es jedoch einiges zu beachten. So sollten Sie beim Make-up den Fokus darauf legen, „Ruhe" ins Gesicht zu bringen, also für Ebenmäßigkeit zu sorgen, indem Sie Rötungen und Pusteln abdecken und Ihre Vorteile betonen.

Sie sollten beim Make-up den Fokus darauf legen, für Ebenmäßigkeit zu sorgen, indem Sie Rötungen und Pusteln abdecken und Ihre Vorteile betonen.

Bei der Zusammensetzung eines optimalen Make-ups, vor allem der Foundation, gelten ähnliche Grundsätze wie für die Tages- oder Nachtpflege: Vorsicht also vor Ölen, Alkohol, Parfum und Co. Ob für Sie eher eine flüssigere oder festere Textur infrage kommt, ist eine Sache des Hauttyps. Kompakt-Foundations eignen sich eher nicht für Menschen mit trockener Haut, werden von Rosacea-Betroffenen aber sowieso meist als zu reichhaltig empfunden. Auf dem Markt werden vielfach Foundations mit Lichtschutzfaktor angeboten. Abgesehen davon, dass dieser für die Rosacea-Haut oft zu niedrig ist (unter LSF 30), bräuchte man zudem eine erhebliche Menge des Produkts, um den gewünschten Schutz zu erzielen.

Sie sollten zusätzlich darauf achten, dass Ihr Make-up nicht wasserfest ist. Denn dies erschwert das Abschminken erheblich, auch weil Sie mit Ihrer Rosacea nicht die üblichen Reinigungsmittel mit den effektiven, aber ebenso aggressiven Tensiden verwenden sollten.

Die meisten Rosacea-Betroffenen sind hellhäutige Typen, die eine entsprechend helle Foundation benötigen. Doch auch der Unterton spielt eine wichtige Rolle. Verzichten Sie auf Make-up mit roten/pinken Nuancen, da dieses Rötungen betont. Greifen Sie stattdessen zu einem Produkt, dessen Farbe eher ins Gelbliche tendiert. Achten Sie auch darauf, dass Ihr Make-up nicht nachdunkelt, nachdem es auf die Haut aufgetragen wurde.

Oft wird empfohlen, vor dem Auftrag der Foundation etwas grünen Concealer auf die Rötungen aufzutragen, da er als Komplementärfarbe von Rot diese ausgleichen kann. Probieren Sie, ob das eine Option für Sie darstellt. Fakt ist: Sie müssen auf die grüne Abdeckcreme auf jeden Fall eine – je nach Produkt – ordentliche Menge an Foundation auftragen, damit die Korrekturfarbe unsichtbar wird.

Primer und Setting-/Fixiersprays

Primer und Setting- oder Fixiersprays sind Produkte, die ein verbessertes Auftrageverhalten bzw. eine längere Haltbarkeit des Make-ups versprechen. Leider sind sie nur bedingt für die empfindliche Haut geeignet. Die Wunderwirkung der Primer, die vor der Foundation aufgetragen werden und für einen ebenmäßigen Teint sorgen sollen, basieren auf dem großzügigen Einsatz von Silikonölen. Viele Settingsprays hingegen enthalten Alkohol und sind daher oftmals ungeeignet.

Die Foundation sollten Sie verwenden, nachdem Sie morgens Ihr Gesicht gereinigt, eingecremt und einen Sonnenschutz aufgetragen haben. Warten Sie danach etwa 15 bis 20 Minuten, damit die Produkte gut eingezogen sind. Geben Sie dann die Foundation auf Ihren Handrücken und nehmen Sie etwas davon mit einem Make-up-Schwamm auf. Dieses können Sie optional mit etwas destilliertem Wasser besprühen, um einen erfrischenden Effekt zu erzielen.

Make-up-Schwämmchen
Make-up-Schwämmchen sind kleine eiförmige Schwämmchen, die ein sanftes und gleichmäßiges Auftragen der Foundation ermöglichen. Das Make-up-Schwämmchen sollte täglich mit einem milden Shampoo gereinigt werden. Besorgen Sie sich am besten gleich zwei oder drei Schwämmchen, damit Sie immer ein trockenes und sauberes parat haben.

Tupfen Sie damit sanft von der Gesichtsmitte nach außen, bis alles ebenmäßig verteilt ist. Wenn Sie es vertragen, sparen Sie auch Ihre Augenlider sowie die Partie unterhalb der Augen nicht aus. Bei starken Rötungen oder Pusteln kann es hilfreich sein, nach dem Auftragen der ersten dünnen Schicht Foundation etwas zu warten und anschließend noch einmal eine Schicht darüberzugeben.

Achtung vor dem Auftragen mit sogenannten Foundation-Pinseln. Selbst die weichsten Varianten werden oft als zu reizend empfunden. Wenn Sie die Foundation lieber mit Ihren Fingern auftragen möchten, sollten Sie diese vorher gut waschen und abtrocknen.

Anschließend werden mit dem Concealer, also der Abdeckcreme, Pusteln und starke Rötungen noch einmal gezielt weggezaubert. Tupfen Sie ihn auf den Handrücken und dann mit dem Finger oder einem kleinen Pinsel gezielt auf die Rötungen. Indem der Concealer über und nicht unter der Grundierung aufgetragen wird, verschmilzt er besser mit ihr. Ein Tipp: Wenn Sie den Concealer kurz antrocknen lassen und dann auftupfen, hält er besser auf der Stelle.

> Wenn Sie den Concealer kurz antrocknen lassen und dann auftupfen, hält er besser auf der Stelle.

Falls Sie zu öliger Haut neigen, können Sie zum Abschluss ganz sanft ein Kosmetiktuch auf das Gesicht drücken (nicht reiben), um überschüssige Foundation und möglichen Fettglanz abzunehmen. Wenn Sie möchten, können Sie zum Schluss noch einen transparenten Puder, ohne Parfum, ätherische Öle oder reizende Zusätze verwenden. Sollten Sie unter trockener Haut leiden, lassen Sie diesen Schritt besser aus. Vielen Betroffenen ist die finale Schicht Puder allerdings etwas zu viel Produkt auf der Haut.
Weitere Tipps:

- Rouge sollten Sie nur auftragen, wenn Ihre Haut wirklich ruhig ist. Denn das Rot betont Unregelmäßigkeiten durch Pusteln oder erweiterte Äderchen zusätzlich. Generell sollten Sie auf ein pinkstichiges Rouge verzichten und eher zu einem Pfirsich- oder Korallenton greifen.
- Um das Gesicht gleichmäßiger wirken zu lassen, kann es ebenfalls helfen, unregelmäßige Augenbrauen mit einem passenden Augenbrauenstift oder -puder nachzuzeichnen.
- Auch eine unregelmäßige Lippenkontur lässt sich mit einem Lipliner, der der natürlichen Lippenfarbe entspricht, korrigieren. Wie auch beim Rouge gilt: Im Schub sollten Sie auf einen roten Lippenstift verzichten, da er Rötungen betont.
- Sollten Ihre Augenlider leicht rötlich oder bläulich wirken, können Sie dies mit einem leicht gelblichen Lidschatten ausgleichen.
- Schrille Farben und Glitzerpartikel im Make-up betonen Unregelmäßigkeiten und Rötungen. Seien Sie mit ihrem Einsatz also eher zurückhaltend.
- Hat Ihr Badezimmer kein Tageslicht? Um Ihr Make-up besser aufzutragen, können Sie sich eine LED-Tageslichtlampe an den Spiegel montieren oder eine tragbare Leuchte an einem kleinen Kosmetikspiegel befestigen. Generell gilt: Am Fenster sehen Sie am besten, wie Ihr Make-up sitzt.

Auf einen Blick

- Sie müssen keinesfalls auf Make-up verzichten. Testen Sie Apotheken-, aber auch Drogerieprodukte. Es gelten die gleichen Grundsätze, die Sie bei einer Tages- oder Nachtpflege (siehe Tipp 12) beachten sollten.
- Verzichten Sie auf schrille Farben und sorgen Sie mit Ihrem Make-up für einen ausgeglichenen, ebenmäßigen Teint, der Rötungen kaschiert und Vorzüge betont. Dabei können Foundation, Concealer, eventuell Rouge, Augenbrauenstift, Lidschatten und Lipliner helfen.
- Wählen Sie eine Foundation aus, die nicht pink-, sondern eher leicht gelbstichig ist. Das gleicht Rötungen aus, statt sie zu betonen.
- Tragen Sie die Foundation mit einem Make-up-Schwämmchen auf.
- Verwenden Sie über der Foundation einen Concealer, um gezielt Rötungen abzudecken.
- Tragen Sie Rouge und roten Lippenstift nur dann auf, wenn Sie gerade kaum mit Rötungen zu kämpfen haben bzw. diese gut abzudecken sind.
- Wenn Ihr Badezimmer kein Tageslicht hat, können Sie mit einer LED-Tageslichtlampe nachhelfen. So sehen Sie besser, wie Ihr Make-up sitzt.

Tipp 16: Anti-Aging

Freunden Sie sich damit an, dass Sie auf Anti-Aging-Produkte zum größten Teil verzichten werden müssen, denn sie können anregende Wirkstoffe enthalten, die die Haut reizen. Seien Sie darüber aber bitte nicht allzu betrübt: Die meisten Stoffe, die Fältchen angeblich aufpolstern und Konturen straffen sollen, halten klinischen Tests sowieso nicht stand.

!

Die meisten Stoffe, die Fältchen angeblich aufpolstern und Konturen straffen sollen, halten klinischen Tests nicht stand.

In der Regel gut vertragen werden beispielsweise Niacinamid, das zusätzlich entzündungshemmend und gegen Pigmentflecken wirkt, sowie Hyaluronsäure. Die Säuren der Vitamine A (Retinol) und C gelten zurzeit als eine der effektivsten Anti-Aging-Mittel. Von Rosacea-Betroffenen werden sie oftmals als zu reizend empfunden. In manchen Fällen werden sie jedoch gut vertragen. Falls Sie diese Säuren ausprobieren möchten, sollten Sie zuerst einmal Tipp 9 und mindestens vier Wochen lang Ihre neue Pflege (siehe Tipp 12) angewandt und gut vertragen haben. Dann ist Ihre Hautbarriere etwas gestärkt, und Sie können versuchen, sich mit niedrigen Konzentrationen sehr vorsichtig an diese Stoffe heranzutasten. Verwenden Sie die entsprechenden Produkte zunächst nur ein- bis zweimal pro Woche abends. So kann sich Ihre Haut daran gewöhnen und sich über Nacht erholen, falls sie mit Rötungen reagieren sollte.

Generell werden Vitamin-C-Derivate wie Magnesium Ascorbyl Phosphate, Ascorbyl Tetraisopalmitate und Sodium Ascorbyl Phosphate besser vertragen, da sie sanfter zur Haut sind als Ascorbinsäure. Achtung vor Ultraschallgeräten, Dermabrasion, Fruchtsäurepeelings, Dermaneedling oder Infrarot-Geräten, die den Falten an den Kragen gehen sollen. Diese sind bei Rosacea nicht geeignet.

Alternativen zu Anti-Aging-Kosmetik

Versuchen Sie doch einmal, ob Gesichtsmuskeltraining etwas für Sie ist. Es soll bei regelmäßiger Durchführung straffend wirken. Hierzu gibt es verschiedene Bücher. Auch eine gesunde Ernährung trägt positiv zur Hautalterung bei, indem sie gegen entzündliche Prozesse wirkt.

Auf einen Blick

- Anti-Aging-Wirkstoffe sind meist zu reizend für die Rosacea-Haut und sollten gemieden werden. Einzelne Wirkstoffe wie Niacinamid und Hyaluronsäure werden in der Regel jedoch gut vertragen.
- Die Anti-Aging-Vitamine A und C werden oft als zu reizend empfunden. Sie können jedoch vorsichtig austesten, ob Sie sie vertragen. Starten Sie bei einer geringen Dosis, die Sie zunächst nur einmal pro Woche anwenden.
- Verzichten Sie auf den Einsatz von Ultraschallgeräten, Fruchtsäurepeelings oder Infrarot-Geräten sowie Dermabrasion- und Dermaneedling-Anwendungen. Sie reizen die Haut sehr stark.
- Probieren Sie mal Gesichtsmuskeltraining aus. Dies kann zur Straffung von Konturen beitragen.
- Ernähren Sie sich gesund, um entzündlichen Prozessen, die die Hautalterung begünstigen können, entgegenzuwirken.

Tipp 17: Peelings

Mechanische Peelings, also solche mit Stoffen, die die Haut durch die Reibung mit den enthaltenen Partikeln von abgestorbenen Hautschüppchen befreien sollen, sind bei Rosacea ungeeignet, da sie stark reizend wirken und vorübergehende Rötungen sowie Flushs hervorrufen können.

Chemische Peelings, wie BHA (Betahydroxysäuren wie Salicylsäure) und AHA (Alpha-Hydroxy-Säuren wie Glykolsäure), können die Haut reizen und sie so empfindlicher machen – auch für Schäden durch Sonnenstrahlung. Während BHA-Produkte sich eher für unreine Haut eignen und zum Teil sogar für Rosacea beworben werden, zielen AHA-Produkte auf eine Anti-Aging-Wirkung ab. Eine mildere Variante der AHA-Produkte ist die Mandelsäure. Sie soll bei Hyperpigmentierung helfen, antibiotisch wirken und die Kollagenproduktion anregen.[76]

Von den meisten Rosacea-Betroffenen werden chemische Peelings als zu aggressiv empfunden. Falls Sie trotzdem eine der Säuren (am besten die mildere BHA- oder Mandelsäure) testen möchten, beginnen Sie bei Produkten mit einer etwa einprozentigen Konzentration. Probieren Sie das Produkt am besten abends und zunächst nur an einer kleinen Stelle im Gesicht einmal pro Woche aus.

!

Verwenden Sie auf keinen Fall selbstgemachte Peelings mit Zucker oder Salz. Sie sind aggressiv, trocknen die Haut aus und reizen sie.

Verwenden Sie auf keinen Fall selbstgemachte Peelings mit Zucker oder Salz. Sie sind viel zu aggressiv, trocknen die Haut aus und reizen sie. Und: Wenden Sie auf keinen Fall Waschpeelings mit kleinen Körnchen an. Diese sind viel zu aggressiv für Ihre Haut und schaden ihr.

Auf einen Blick

- Auch wenn es manche Rosacea-Betroffene gibt, die Peelings benutzen, sind diese doch meist zu aggressiv für die empfindliche Rosacea-Haut.
- Wenn Sie ein Peeling-Produkt ausprobieren möchten, testen Sie, ob Sie BHA-Säure in einer niedrigeren Konzentration vertragen, und tragen Sie es zunächst nur einmal pro Woche auf.
- Als besonders mildes Fruchtsäurepeelingmittel gilt die Mandelsäure.

Tipp 18: Neue Produkte testen

Die Rosacea-Haut nimmt einem viel übel. Vor allem auf Abweichungen von der täglichen Pflegeroutine reagiert sie empfindlich, im schlimmsten Fall sogar mit einem Schub. Doch um eine gut verträgliche Pflege zu finden, bleibt Ihnen nichts anderes übrig, als zunächst einmal ein paar Produkte auszuprobieren. Alles kein Problem, wenn Sie dabei einige Dinge beachten.

Die meisten Apotheken gehen großzügig mit Pröbchen um. Sprechen Sie die Angestellten an und lassen Sie sich beraten. Wenn kein Tester vom Hersteller vorrätig sein sollte, können Sie auch fragen, ob Sie eine kleine Menge in ein Apothekerdöschen (die kleinen weißen mit dem roten Deckel) abgefüllt bekommen. In manchen Apotheken müssen Sie dafür etwas zahlen, aber viele berechnen nichts. Auf die geschilderte Weise sparen Sie viel Geld für Produkte, die Sie nicht vertragen – und das werden einige sein.

Manche Apotheken bieten an, dass man Produkte kaufen und bei Unverträglichkeiten zurückgeben kann. Teilweise muss man dann einen kurzen Fragebogen ausfüllen. Andere Apotheken verlangen einen Unverträglichkeitsattest vom Arzt, bevor sie die gekaufte Pflege zurücknehmen. Fragen Sie am besten vor einem Kauf, wie es in der jeweiligen Apotheke gehandhabt wird.

Fragen Sie in Ihrer Apotheke am besten vor einem Kauf, wie eine Rückgabe gehandhabt wird.

Wenn Sie Ihre Pflege lieber online kaufen möchten, können Sie natürlich nicht nach einem Pröbchen fragen. Hier werden Sie in den sauren Apfel beißen und das Risiko einer Unverträglichkeit eingehen müssen. Prüfen Sie das Produkt, das Sie interessiert, also vorab auf reizende Inhaltsstoffe und suchen Sie im Web nach Erfahrungsberichten anderer Rosacea-Betroffener.

So gehen Sie mit Pröbchen vor:

- Teilen Sie sich die Pröbchen so auf, dass sie für drei Tage reichen. Denn Unverträglichkeiten zeigen sich wenn nicht sofort durch ein Brennen oder Jucken meist in diesem Zeitraum.
- Tragen Sie das Produkt zunächst nur dünn auf einer Seite des Gesichts auf – falls Sie darauf reagieren sollten, ist so zumindest nur eine Seite betroffen.
- Da die Pröbchen vielfach in Tüten geliefert werden, die nach Öffnung nicht mehr hygienisch verpackt sind, sollten Sie diese im Kühlschrank aufbewahren. Eine Plastiktüte, in die Sie das Pröbchen packen, schützt es vor Verunreinigungen.
- Bei manchen Produkten, die ohne Konservierungsstoffe hergestellt werden und deshalb besonders sanft zur Haut sind, kann es sein, dass ein geöffnetes Pröbchen schon nach einem Tag nicht mehr verwendbar, da verkeimt, ist.

Testen Sie immer nur *ein* neues Produkt und auch nur dann, wenn Sie alle anderen Cremes, Sprays und Co. aus Ihrer Pflegeroutine gut vertragen, so dass Sie bei Unverträglichkeiten den Übeltäter eindeutig identifizieren können. Die möglichen Symptome sollten sich gelegt haben, bevor Sie einen weiteren Test starten.

Bevor Sie ein neues Produkt ausprobieren, sollten Sie sich zudem Ihre Ausgangssituation bewusst machen, um später einschätzen zu können, ob Veränderungen – positive und negative – wirklich von der neuen Creme kommen. Schauen Sie sich im Spiegel an: Wie sieht Ihr Gesicht aktuell aus? Kündigen sich Entzündungen an? Wo sehen Sie Rötungen? Auch wenn Sie beispielsweise mit hormonellen Schwankungen zu kämpfen haben (prämenstruelle Phase, Wechseljahre etc.), kann es sein, dass dieser Umstand Ihre Haut phasenweise empfindlicher für Pickel, Rötungen und Hitzegefühle macht. Fragen Sie sich auch, ob Sie gerade besonders viel Stress haben oder sich in den letzten Tagen eher ungesund oder anders als sonst ernährt haben.

!

Wenn sich ein Schub ankündigt oder Sie mitten in einem Schub stecken, sollten Sie besser kein neues Produkt testen.

Merken Sie, dass ein Schub sich ankündigt oder stecken Sie mitten in einem Schub? Dann sollten Sie besser kein neues Produkt testen. Ein guter Tag für einen Test ist der Freitagabend. Wenn Sie auf die neue Creme reagieren, haben Sie zumindest den Samstag und Sonntag, damit sich Ihre Haut wieder einigermaßen beruhigen kann.

Produkte im Internet suchen

Wenn Sie im Internet nach einem geeigneten Produkt suchen, werden Sie schnell feststellen, dass nicht alle Hersteller die Inhaltsstoffe ihrer Produkte angeben. Zum Glück gibt es einige Webseiten, Blogs und Datenbanken wie www.codecheck.info, die Ihnen die gewünschten Informationen geben können.

Am besten, Sie geben in der Suchmaschine den Namen des Produkts, für das Sie sich interessieren, ein und danach „INCI". Dies ist eine Abkürzung für die „Internationale Nomenklatur für kosmetische Inhaltsstoffe". So erhalten Sie relevante Suchergebnisse.

Auf einen Blick

- Fragen Sie in Ihrer Apotheke oder beim Hersteller nach Pröbchen. Teilen Sie sich dieses so auf, dass es etwa für drei Tage reicht. Spätestens dann sollten sich Unverträglichkeiten zeigen.
- Bewahren Sie angebrochene Pröbchen in einer Plastiktüte im Kühlschrank auf.
- Bevor Sie beginnen, ein neues Produkt zu testen, machen Sie eine „Bestandsaufnahme“: Wie sieht Ihr Gesicht aktuell aus? Haben Sie Stress oder befinden sich in einer Phase der hormonellen Veränderung? Dann sollten Sie das Testen besser auf einen anderen Tag verschieben, da Sie nicht sicher sein können, ob mögliche Reaktionen wirklich durch das neue Produkt hervorgerufen wurden.
- Testen Sie immer nur *ein* neues Produkt und auch nur dann, wenn Sie alle anderen Cremes, Sprays und Co. aus Ihrer Pflegeroutine gut vertragen.

Tipp 19: Sanfte Rasur

Männer, die von Rosacea betroffen sind, rasieren sich besser trocken statt nass. Denn dadurch wird die Haut nicht durch die Klinge gereizt oder gar verletzt. Wenn Sie sich trotzdem dafür entscheiden, nass zu rasieren, achten Sie darauf, dass Sie nur lauwarmes Wasser verwenden, die Klinge stets sauber und scharf ist und Sie in Wuchsrichtung der Barthaare rasieren. Der Rasierschaum sollte keinen Alkohol oder andere reizende Inhaltsstoffe enthalten.

Als sehr sanfte Alternative zu Rasierschaum können Sie auch eine milde Tagespflege verwenden. Der Vorteil: Sie müssen hierfür kein möglicherweise hartes Wasser verwenden, das Ihre Haut reizen könnte. Nehmen Sie danach mögliche Reste der Creme ab. Aftershaves sind oft zu aggressiv formuliert. Verwenden Sie nach der Rasur besser nur ein mildes feuchtigkeitsspendendes Serum.

!

Aftershaves sind oft zu aggressiv formuliert. Verwenden Sie nach der Rasur besser nur ein mildes feuchtigkeitsspendendes Serum.

Auch Männer können Make-up für sich nutzen, um die Rosacea-Symptome optisch zu verringern. Probieren Sie hierzu am besten aus, wie Sie Concealer oder Foundation am besten auftragen, um ein natürliches Ergebnis zu erhalten.

Auf einen Blick

- Rasieren Sie sich besser trocken statt nass. Fall Sie lieber nass rasieren wollen – wovon ich abrate – nehmen Sie lauwarmes Wasser.
- Benutzen Sie einen milden Rasierschaum oder verwenden Sie als mildere Alternative Ihre Tagespflege, die Sie mit Wattepads abnehmen können.
- Verzichten Sie auf die meist zu aggressiven Aftershaves. Verwenden Sie stattdessen besser nur ein pflegendes Serum.
- Make-up muss kein Tabu für Männer sein. Probieren Sie aus, wie Sie Ihre Rötungen und Pusteln unauffällig mit einem Concealer oder Foundation abdecken können.

Tipp 20: Pflege der Augen

!

Wenn Sie unter geröteten, brennenden Augen leiden, suchen Sie in jedem Fall einen Arzt auf, um eine Rosacea der Augen auszuschließen.

Wenn Sie unter geröteten, brennenden Augen leiden, suchen Sie in jedem Fall einen Arzt auf, um auszuschließen, dass Sie auch unter einer Rosacea der Augen leiden (lesen Sie hierzu auch den entsprechenden Absatz im Abschnitt „Formen der Rosacea").

Wer unter trockenen Augen leidet, dem kann jedoch das Verwenden eines Tränenersatzmittels helfen, am besten ein lipidhaltiges Gel ohne Konservierungsmittel. Bei der sogenannten Lidrandhygiene werden möglicherweise entzündete Lidränder gereinigt und gepflegt. Dafür erwärmt man Wasser und taucht dann ein sauberes Baumwolltuch darin ein. Dieses wird einmal täglich zehn Minuten abends oder zweimal täglich etwa fünf Minuten morgens und abends auf die geschlossenen Augenlider gelegt. Die feuchten Kompressen sollten so heiß wie noch gerade verträglich (mindestens 39 Grad bis maximal 45 Grad) sein, aber die umliegende Haut möglichst nicht reizen. Wenn die Kompressen auskühlen, sollten Sie diese wieder ins warme Wasser eintauchen. Danach werden die Wimpern mit befeuchteten Wattestäbchen gereinigt. Benutzen Sie die Kompressen niemals mit anderen Personen zusammen, da dadurch Bakterien übertragen werden.

Achten Sie darauf, nicht zu lange Zeit vor dem Bildschirm zu verbringen und machen Sie auch während der Arbeit regelmäßige Pausen, in denen sich Ihre Augen entspannen können. Blicken Sie hierbei bewusst in die Ferne oder legen Sie Ihre Handflächen über die Augen und öffnen Sie diese dann für einige Sekunden, so dass Sie ins Schwarze blicken.

Manche Rosacea-Betroffene vertragen kein Make-up auf den Augenlidern und unter den Augen. Achten Sie darauf, ob sich Trockenheit oder ein Unwohlgefühl der Augen verschlechtert, wenn Sie sich geschminkt haben.

Wenn Ihre Augen sehr empfindlich auf Wind reagieren sollten, z. B. mit Rötungen und Tränen, tragen Sie eine Sonnenbrille oder legen Sie sich eine Brille ohne Sehstärke zu.

Auf einen Blick

- Gehen Sie bei Beschwerden der Augen (Tränen, Rötungen) zum Arzt! Er entscheidet über eine mögliche Behandlung.
- Bei trockenen Augen kann das Verwenden eines Tränenersatzmittels helfen, am besten ein lipidhaltiges Gel ohne Konservierungsmittel.
- Bei der Lidrandhygiene werden entzündete Lidränder sanft gereinigt und gepflegt.
- Verbringen Sie nicht zu viel Zeit vor dem Bildschirm und entspannen Sie zwischendurch Ihre Augen.
- Wenn Sie sehr empfindliche Augen haben, verzichten Sie besser auf Make-up wie Lidschatten und Co.
- Reagieren Sie sehr empfindlich auf Wind? Dann kann Ihnen eine Brille, auch ohne Sehstärke, helfen.

Raum 3 – Wohnzimmer: Leben mit Rosacea

Während die Tipps für Ernährung (Küche) und Pflege (Badezimmer) zwei ganz konkrete Bereiche der Selbsthilfe umfassen, geht es nun um all das, was sich diesen beiden Themenkomplexen nicht eindeutig zuordnen lässt. Wir werfen also einen allgemeinen Blick auf Situationen, die im Leben mit Rosacea eine Rolle spielen, da sie für Symptome sorgen und so das Wohlbefinden der Betroffenen mehr oder weniger stark beeinträchtigen können. Ich habe Ihnen hierzu einige Empfehlungen zusammengestellt, die alltägliche Tätigkeiten wie das Putzen, aber auch den Arbeitsplatz oder sportliche Betätigung betreffen.

Tipp 21: Lymphdrainage

Die entstauende und vorbeugende Massage nach dem dänischen Hautarzt und Wissenschaftler Paul Sobye kann dabei helfen, Rötungen und Schwellungen zu reduzieren. Die Massage beruht auf den Grundlagen der Lymphdrainage. Sie kann dafür sorgen, dass die durch angesammelte Gewebsflüssigkeit entstandenen Schwellungen (Ödeme) gemildert werden.

Man kann die Massage ganz einfach selbst zuhause durchführen, wenn man sich täglich etwa fünf bis zehn Minuten Zeit dafür nimmt. Führen Sie sie am besten abends nach dem Abschminken durch, da Ihre Haut zum einen eingecremt sein sollte und die Massage zum anderen zu vorübergehenden Rötungen führen kann. Beachten Sie: Während eines Schubes mit Entzündungen und Pusteln sollten Sie auf die Massage verzichten. Benutzen Sie zur Massage nur die Fingerkuppen des Zeigefingers, des Mittelfingers und des Ringfingers. Üben Sie nicht zu viel Druck aus und seien Sie vorsichtig mit Fingernägeln.

!

Während eines Schubes mit Entzündungen und Pusteln sollten Sie auf die Massage verzichten.

Und so geht's: Reinigen Sie Ihr Gesicht und cremen Sie es ein. Beginnen Sie die Massage mit leichten kreisenden Bewegungen der Finger zunächst an der Stirnmitte einen Fingerbreit über den Augenbrauen und enden Sie an den Schläfen. Setzen Sie dann oben an der Nasolabialfalte, der Vertiefung zwischen Nasenflügel und Mundwinkel, an und gehen Sie langsam zu den Schläfen über. Setzen Sie als nächstes an der Kinnmitte an und massieren Sie bis zu den Ohren. Den Abschluss bildet die Massage von der Nasenwurzel über den Nasenrücken bis zu den Nasenflügeln.

Auf einen Blick

- Führen Sie die entstauende Lymphdrainage nach der Anleitung am besten abends und je nach Bedarf durch. Ihre Haut sollte hierzu gereinigt und eingecremt sein.
- Üben Sie nur wenig Druck mit den Fingerkuppen des Zeigefingers, des Mittelfingers und des Ringfingers aus.
- Achten Sie darauf, dass Sie Ihre Haut nicht durch Ihre Fingernägel reizen.

Tipp 22: Reizarme Pflege für die Kopfhaut

Wie schon erwähnt, ist manchmal nicht nur das Gesicht, sondern auch die Kopfhaut von der chronisch-entzündlichen Erkrankung betroffen. Dann ist sie schuppig, weist Pickelchen auf und ist gereizt. Wie auch bei der Gesichtshaut hilft hier eine reizarme und sanfte Pflege. Achten Sie darauf, stets lauwarmes Wasser zu verwenden. Zu heiße oder zu kalte Temperaturen reizen die Kopfhaut und trocknen sie aus. Nutzen Sie Shampoos ohne anregende Stoffe und Silikone, sie verstopfen die Kopfhaut. Alkohole trocknen sie aus und reizen sie.

Für die Haarwäsche benötigen Sie nur eine sehr geringe Menge Shampoo, das am besten am Ansatz – und nicht in den Haarlängen – einmassiert werden sollte. Füllen Sie hierzu etwa ein Drittel Shampoo in ein kleines Fläschchen und füllen Sie den Rest mit Wasser auf. Wenn es gerade noch etwas schäumt, ist es genau richtig. Danach waschen Sie das Shampoo gründlich aus.

Wenn Sie eine Spülung verwenden möchten, verzichten Sie auch hier auf Alkohol, Silikone und andere reizende Substanzen. Bei kalkhaltigem Wasser empfiehlt sich eine Spülung mit Apfelessig (auch „saure Rinse“ genannt). Geben Sie hierzu ein bis zwei Esslöffel in einen Behälter mit etwa einem halben Liter Wasser und spülen Sie, nachdem Sie das Shampoo ausgewaschen haben, hiermit Ihre Haare nach. Dies sorgt auch für einen schönen Glanz.

!

Die „saure Rinse“ hilft, Kalk- und Shampooreste aus den Haaren zu spülen.

Verwenden Sie danach so wenig Stylingprodukte wie möglich. Wenn Sie es doch tun, waschen Sie nach Gebrauch gründlich Ihre Hände, um keine Reizungen im Gesicht zu verursachen, wenn Sie sich unbewusst dort berühren.

Wenn Sie Ihre Haare föhnen, tun Sie dies nicht auf der heißesten Stufe. Bei manchen Betroffenen rötet sich das Gesicht, wenn Sie sich die Haare kopfüber einshampoonieren oder föhnen. Falls dies auch bei Ihnen der Fall ist, waschen Sie sich die Haare nicht direkt, bevor Sie aus dem Haus gehen, so dass Ihr Gesicht Zeit hat, wieder „herunterzukühlen“. Achtung bei Haarspray oder anderen Pflegeprodukten: Oft gelangen Sie über die Haare auch ins Gesicht und führen zu Reizungen.

Sollten Sie Ihre Haare stets mit silikonhaltigen Produkten gewaschen oder gepflegt haben, macht es Sinn, vor der Umstellung auf hautfreundlichere Produkte ein sogenanntes Tiefenreinigungs-Shampoo zu verwenden, das hartnäckige Silikone, aber auch Haarspray, Haarwachs oder Schaumfestiger gründlich entfernt.

Auf einen Blick

- Verwenden Sie zur Haarwäsche nur lauwarmes Wasser.
- Geben Sie nur eine geringe Menge Shampoo auf die Kopfhaut bzw. verwenden Sie verdünntes Shampoo und spülen Sie dieses gründlich aus.
- Eine „saure Rinse“ mit Wasser und Apfelessig spült Kalk aus und bringt Glanz in die Haare.

- Shampoo und Spülung sollte keine Silikone, Alkohole und reizende Stoffe beinhalten.
- Verwenden Sie keine bis wenig Stylingprodukte. Wenn doch, waschen Sie nach der Anwendung Ihre Hände. Achtung: Haarspray kann die Gesichtshaut reizen.
- Föhnen Sie Ihre Haare nicht auf der heißesten Stufe.
- Wenn Sie zu Rötungen nach dem Föhnen oder Waschen der Haare neigen, tun Sie dies ein, zwei Stunden bevor Sie das Haus verlassen, damit Ihr Gesicht wieder herunterkühlen kann.
- Verwenden Sie vor der Umstellung auf silikonfreie Haarpflege ein sogenanntes Tiefenreinigungs-Shampoo.

Tipp 23: Bessere Haut im Schlaf

Achten Sie darauf, dass Ihr Schlafzimmer stets kühl ist. Am besten ist es, das Fenster nachts gekippt zu lassen. Eine aufgedrehte Heizung sowie ein zu warmer Schlafanzug oder eine zu dicke Bettwäsche können für Hitzeschübe sorgen. Der Bettbezug sollte optimalerweise aus einem glatten, nicht kratzenden Stoff bestehen. Ein zu hartes Kissen sorgt bei manchen Betroffenen für Rötungen auf der Seite des Gesichts, auf der sie gelegen haben.

Der Bettbezug sollte optimalerweise aus einem glatten, nicht kratzenden Stoff bestehen.

Manche Rosacea-Betroffene des zweiten Stadiums – vor allem jene, die gleichzeitig unter Akne leiden – bemerken eine Verbesserung ihrer Symptome, wenn sie täglich ein frisches, glattes Baumwollhandtuch auf ihr Kopfkissen legen. Probieren Sie aus, ob es Ihnen hilft. Hausstaubmilbenallergiker sollten Schutzbezüge für sich und ihre Partner besorgen, da aufgrund der allergischen Reaktion sonst vermehrt Histamin ausgeschüttet wird, was zu Symptomen wie Flushs führen kann. Sprechen Sie Ihren Haus-, HNO- oder Hautarzt darauf an, denn Sie bekommen die Kosten in der Regel von der Krankenkasse erstattet. Auch ein Luftreinigungsgerät, das die Luft von Milben befreit, macht hier eventuell Sinn.

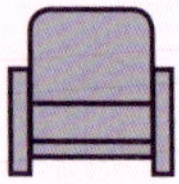

Auf einen Blick

- Achten Sie auf frische, kühle Luft im Schlafzimmer.
- Ihre Bettwäsche sollte aus einem nicht kratzenden, glatten Stoff sein.
- Ein dünnerer Schlafanzug und eine dünnere Bettwäsche beugen Flushs vor.
- Ein weicheres Kissen kann Rötungen vermeiden helfen.
- Probieren Sie aus, ob es Ihnen hilft, täglich ein frisches, glattes Baumwollhandtuch auf Ihr Kopfkissen zu legen.
- Hausstaubmilbenallergiker sollten sich Anti-Milben-Bettwäsche besorgen.

Tipp 24: Gemäßigter Sport

Sport fördert die Durchblutung und führt bei Rosacea daher oft zu Rötungen, Brennen, juckender Haut und Pusteln im Gesicht. Auch Schweiß, vor allem eingetrockneter, kann die typischen Symptome hervorrufen. Gehört stärkere körperliche Aktivität zu Ihren persönlichen Triggern, hilft nur eines: herausfordernden Sport durch maßvolle, aber regelmäßige Bewegung wie Spaziergänge oder gemächliche Radtouren ersetzen. Generell sind mehrere kürzere Trainingsintervalle über den Tag verteilt verträglicher als ein einziges schweißtreibendes Work-out.

Wenn Sie im Sommer draußen trainieren oder joggen möchten, tun Sie dies am besten in den kühlen Morgen- oder Abendstunden. Beim Work-out in geschlossenen Räumen sollten Sie auf eine kühlere Raumtemperatur achten. Öffnen Sie das Fenster oder schalten Sie einen Ventilator bzw. die Klimaanlage an. Versuchen Sie, während des Trainings einen „kühlen Kopf" zu bewahren. Trinken Sie hierfür ausreichend und legen Sie sich ein kühles, feuchtes Handtuch um den Nacken.

Auf einen Blick

- Falls Ihre Rosacea sich bei stärkerer körperlicher Betätigung verschlechtert, steigen Sie auf gemäßigtere, weniger schweißtreibende Sportarten um.
- Trainieren Sie in mehreren, kürzeren Intervallen.
- Wenn Sie im Sommer draußen Sport treiben, tun Sie dies am besten morgens oder abends.
- Achten Sie beim Training in geschlossenen Räumen auf eine kühlere Raumtemperatur. Öffnen Sie ein Fenster oder schalten Sie einen Ventilator bzw. die Klimaanlage an.
- Ein feuchtes, kühles Handtuch beim Training um den Nacken kann das Überhitzen verhindern.

Tipp 25: Vorsicht mit Nagellack

Einige Rosacea-Betroffene bemerken eine Verschlechterung ihrer Symptome, wenn sie sich die Nägel lackiert haben. Dies liegt daran, dass die Inhaltsstoffe des Lacks bei unbewussten Berührungen des Gesichts die Haut reizen können. Auch der scharfe Geruch kann bei manchen Symptome auslösen. Verzichten Sie daher besser auf Nagellack oder achten Sie darauf, sich nicht im Gesicht zu berühren, wenn Sie welchen aufgetragen haben.

!

Verzichten Sie auf Nagellack oder achten Sie darauf, sich nicht im Gesicht zu berühren, wenn Sie welchen aufgetragen haben.

Auf einen Blick

- Verzichten Sie besser auf Nagellack, vor allem wenn Sie auf den Geruch mit Symptomen reagieren.
- Halten Sie bewusst Ihre Finger aus dem Gesicht, wenn Ihre Nägel lackiert sind.

Tipp 26: Kleidung als Trigger

Die empfindliche Rosacea-Haut kann auf mechanische Reizung, z. B. durch den Kragen eines Rollis oder eine Mütze, mit Rötungen, Brennen und Pusteln reagieren. Hier geht Hautwohlgefühl

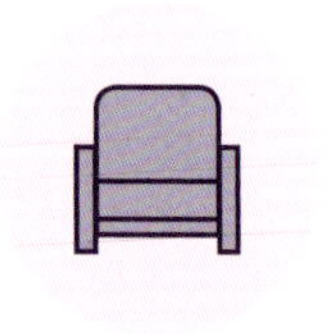

vor Mode. Tragen Sie nur Kleidung, die keine Reizungen verursacht. Viele Menschen mit empfindlicher Haut vertragen keine Wolle. Übrigens: Ein Trigger könnte auch stark duftender Weichspüler sein.

Auf einen Blick

- Tragen Sie keine kratzige Kleidung.
- Vorsicht: Manche Rosacea-Betroffene reagieren auf Wolle.
- Wenn Sie Weichspüler verwenden, testen Sie, ob es Ihrer Haut besser geht, wenn Sie darauf verzichten.

Tipp 27: Hilfreicher Lagenlook

Wie Sie bereits wissen, können besonders hohe und niedrige Temperaturen sowie auch Temperaturunterschiede für einen Flush sorgen. Besonders im Winter, wenn es draußen kalt und drinnen mollig warm ist, sollten Sie darauf achten, sich so zu kleiden, dass Sie die Möglichkeit haben, ein oder zwei Lagen Ihrer Kleidung auszuziehen. Dies verhindert Hitzestaus.

Auf einen Blick

- Ziehen Sie sich vor allem im Winter so an, dass Sie einige Kleidungsstücke ausziehen können, wenn Sie vom Kalten in beheizte Räume kommen.

Tipp 28: Aggressive Putzmittel

Wenn Sie putzen, achten Sie darauf, dass Sie nicht mit den reizenden Substanzen der Reinigungsmittel in Berührung kommen, beispielsweise indem Sie sich mit den Händen ins Gesicht fassen. Machen Sie außerdem das Fenster auf, wenn Sie mit stark riechenden Putzmitteln arbeiten.

Verschlimmert sich Ihre Rosacea nach ausgiebigen Putzaktionen? Dann könnte dies an einer Hausstaubmilbenallergie liegen. Eventuell hilft Ihnen ein Nasenspray, das einen Schutzfilm über die Schleimhäute legt. Sprechen Sie Ihren Hautarzt oder Apotheker an.

Auf einen Blick

- Vermeiden Sie Hautkontakt im Gesicht, wenn Ihre Hände mit Putzmitteln in Berührung kommen.
- Öffnen Sie beim Putzen die Fenster.
- Hausstaubmilbenallergikern kann ein schützendes Nasenspray helfen.

Tipp 29: Rauchen

Eine türkische Studie beschäftigte sich mit dem Zusammenhang zwischen Rauchen und Rosacea. Dabei fanden die Forscher heraus, dass 66 Prozent aller teilnehmenden Rosacea-Betroffenen aktive oder ehemalige Raucher waren. Dies könnte laut den Forschern an dem Nikotin liegen, das das Wachstum von Blutgefäßen begünstigt und so zum Voranschreiten der Krankheit beiträgt.[77]

Der Vollständigkeit halber sei jedoch erwähnt, dass Nikotin auch antientzündlich zu wirken scheint und dementsprechend abweichende Studienergebnisse vorliegen. Ihrer Haut zuliebe sollten Sie das Rauchen jedoch besser sein lassen: Rauchen beschleunigt die Faltenbildung, die Entstehung verschiedener Hautkrankheiten und verzögert die Heilung von Wunden.[78]

Rauchen beschleunigt die Faltenbildung, die Entstehung verschiedener Hautkrankheiten und verzögert die Heilung von Wunden.

Auf einen Blick

- Auch wenn die Zusammenhänge zwischen Rauchen und Rosacea unklar sind, ist gesichert, dass Rauchen Ihrer Haut schadet. Deshalb sollten Sie es besser aufgeben.

Tipp 30: Duschen, Baden und Saunieren

Beim Duschen sollten Sie versuchen, Ihr Gesicht möglichst trocken zu halten. Wasser, vor allem wenn es eher hart ist, kann die

Haut austrocknen. Vermeiden Sie besser Wechselduschen: Sie stimulieren die ohnehin schon empfindlichen Gefäße und regen die Durchblutung der Haut an.

Ein heißes Vollbad ist für viele der Inbegriff für Entspannung. Leider kann es durch die hohe Temperatur zu einer vermehrten Durchblutung und so zu Symptomen führen. Meiner Erfahrung nach lassen sich diese jedoch gut verhindern, indem man während des Badens ein paar Schlucke kaltes Wasser trinkt und wenn möglich das Fenster kippt, um einen „kühlen Kopf“ zu behalten. Auch ein Fächer kann hierbei helfen. Falls Sie zu den „Heißbadern“ gehören sollten und nicht darauf verzichten wollen, sollten Sie sich zwischendurch den möglicherweise auftretenden Schweiß sanft vom Gesicht tupfen, da Ihre Haut empfindlich darauf reagieren könnte.

> **!**
>
> Falls Sie zu den „Heißbadern“ gehören sollten, sollten Sie sich zwischendurch auftretenden Schweiß sanft vom Gesicht tupfen.

Etwas problematischer stellt sich der Gang in die Sauna dar. Probieren Sie aber am besten selbst aus, ob Ihnen diese Tipps helfen: Ihr Gesicht sollte zuvor gereinigt sein. Ihre Tagespflege können Sie sparsam auftragen. Auf Make-up müssen Sie – das ist klar – verzichten. Bevorzugen Sie die eher mäßig heißen Saunen ohne Aufgüsse mit ätherischen Ölen und beschränken Sie sich auf ein bis zwei Durchgänge. Pro Saunagang nehmen Sie ein kleines zusätzliches Handtuch für Ihr Gesicht mit in die Kabine. Tupfen (nicht reiben!) Sie den Schweiß bei Entstehen sanft von Ihrem Gesicht.

Unter der Dusche spülen Sie Ihr Gesicht nur mit lauwarmem bzw. mäßig kaltem Wasser ab. Nach dem letzten Saunagang können Sie Ihre Haut mit einer leichten Creme oder einem Serum eincremen, um sie vor dem Austrocknen zu schützen. Tragen Sie die Pflege aber nur sehr sparsam auf, da die Rosacea-Haut nicht gerne überpflegt wird.

Sauna – ja oder nein?
Die Sauna ist für viele Rosacea-Betroffene aufgrund der hohen Temperaturen problematisch, da diese dafür sorgen, dass sich die feinen Blutgefäße im Gesicht erweitern und so einen Flush oder gar einen Schub begünstigen können. Auch hohe Temperaturunterschiede, wie z. B. beim anschließenden Eisbad, sind kontraproduktiv. Zudem trocknen Sauna und Dusche die Haut aus, was ihre Barriere beeinträchtigt. Die Folge: Sie wird anfälliger für Reize.

Auf einen Blick

- Vermeiden Sie Wechselduschen.
- Trinken Sie während des Badens ein paar Schlucke kaltes Wasser und kippen Sie das Fenster. Auch ein Fächer kann hilfreich sein. Tupfen Sie sich eventuell auftretenden Schweiß sanft ab.
- Machen Sie höchstens ein bis zwei Saunadurchgänge. Vermeiden Sie Sauna-Aufgüsse mit ätherischen Ölen. Nehmen Sie sich für jeden Saunagang ein kleines Tuch mit in die Kabine, mit dem Sie sich den Schweiß aus dem Gesicht tupfen. Duschen Sie Ihr Gesicht nur lauwarm ab. Tragen Sie nach dem letzten Saunagang eine leichte Pflege auf.

Tipp 31: Parfüm

Auch Ihr Lieblingsduft kann ein Auslöser für einen Rosacea-Schub sein, da er die Haut reizen kann. Wenn Sie kein Risiko eingehen möchten, sprühen Sie den Duft nicht auf die Haut, sondern auf Ihre Kleidung, etwas vom Gesicht entfernt.

Auf einen Blick

- Sprühen Sie Parfum besser auf Ihre Kleidung statt auf die Haut nahe Ihres Gesichts.

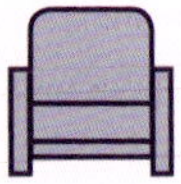

Tipp 32: Auf Reisen

Auch auf Reisen wollen Sie natürlich nicht auf Ihre Pflege verzichten. Doch wie transportiert man gerade im Sommer oder wenn man in Länder mit wärmeren Temperaturen reist, Cremes und Make-up, die bei Hitze schnell ihre Konservierungseigenschaften einbüßen können? Ich empfehle Ihnen, Ihre Pflegeprodukte in eine Kühltasche zu packen, in die Sie einen nur mäßig (!) kalten Kühlakku legen: Die Cremes sollten nicht gefrieren!

!

Denken Sie neben Ihrem Sonnenschutz und möglichen Medikamenten auch daran, einen Sonnenhut mitzunehmen.

Denken Sie neben Ihrem Sonnenschutz und möglichen Medikamenten vom Dermatologen auch daran, einen Sonnenhut mitzunehmen – am besten mit UV-Schutz. Das Sightseeing sollten Sie in wärmeren Ländern am besten auf den Vormittag oder Abend verschieben, wenn die Sonneneinstrahlung nicht mehr so stark ist. Beim Skifahren kann die erhöhte UV-Strahlung für Rosacea-Symptome sorgen. Sonnenschutz ist Pflicht!

In vielen asiatischen Ländern ist der Umgang mit scharfen Gewürzen gang und gäbe. Probieren Sie die Gerichte vorsichtig oder fragen Sie wenn möglich nach weniger scharfen Speisen.

Achtung beim Schwimmen im Hotelpool: Das enthaltene Chlor kann die Haut stark reizen. Besser Sie waschen Ihr Gesicht danach mit klarem Wasser.

Auf einen Blick

- Schützen Sie Ihre Pflege und auch das Make-up auf Reisen vor Hitze in einer Kühltasche mit einem mäßig kalten Kühlakku.
- Denken Sie daran, einen Sonnenschutz, Sonnenhut und gegebenenfalls Ihre Medikamente mit einzupacken.
- Achtung vor scharfen Speisen!
- Verlegen Sie das Sightseeing wegen der Sonnenstrahlung besser auf den Vormittag oder Abend.
- Nach dem Bad im Hotelpool sollten Sie Ihr Gesicht wegen des Chlors besser mit Wasser waschen.

Tipp 33: Zahnhygiene

Eine gründliche Mundhygiene scheint vor Entzündungen im ganzen Körper zu schützen.[79] Nutzen Sie deshalb zusätzlich Zahnseide oder Zahnzwischenraumbürsten. Oft sind Mundwässer sehr scharf, weswegen sie ausreichend verdünnt werden sollten, um einen Flush zu vermeiden. Verwenden Sie lauwarmes Wasser zum Ausspülen.

Auf einen Blick

- Achten Sie auf eine gründliche Mundhygiene.
- Verdünnen Sie Ihr Mundwasser, wenn es sehr scharf ist.
- Benutzen Sie lauwarmes Wasser zum Ausspülen.

Tipp 34: Beim Kochen

Schnell nochmal nach dem Brot im Backofen schauen oder das brodelnde Gulasch im Topf begutachten: In der Küche kann es mitunter ganz schön heiß hergehen. Versuchen Sie Ihr Gesicht kühl zu halten, indem Sie es nicht direkt über Wärmequellen halten. Wenn Sie etwas abschmecken möchten, lassen Sie es kurz abkühlen. Öffnen Sie während des Kochens das Küchenfenster. Beim Kochen entstehen oft viel Hitze und Dämpfe, die für Symptome sorgen können.

Auf einen Blick

- Halten Sie Ihr Gesicht so gut es geht von Wärmequellen fern.
- Schmecken Sie nur leicht Abgekühltes ab.
- Öffnen Sie beim Kochen das Küchenfenster.

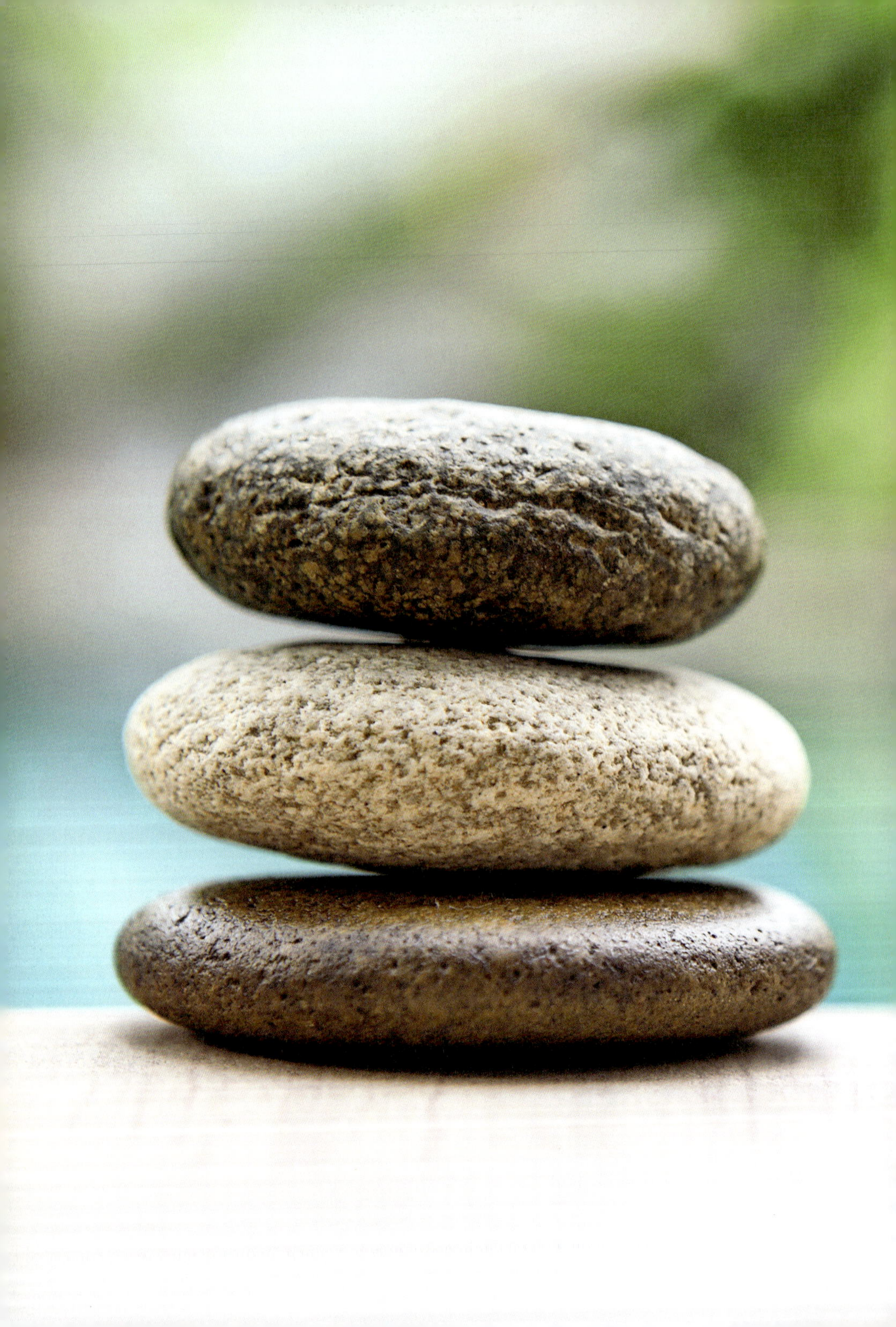

ALTERNATIVE HEILMETHODEN

Bei der Rosacea stehen Ihnen neben der 3-Raum-Methode und schulmedizinischen Behandlungsformen auch alternative Möglichkeiten zur Verfügung. Wie Stress auf unser Wohlbefinden wirkt und wie Sie mit Selbstheilung aktiv Ihre Rosacea beeinflussen können, lesen Sie in diesem Kapitel.

Stress und Psyche

Wie Sie schon gelesen haben, ist Stress ein besonders häufiger Auslöser für Rosacea-Schübe, da er die Durchblutung fördert und verzögert über die aktivierte Immunantwort entzündungsfördernd wirkt.[80] Auch psychische Belastungen, vor allem durch die sichtbaren Symptome der chronisch-entzündlichen Erkrankung, können starken Stress erzeugen. Nicht selten wird so ein Teufelskreis in Gang gesetzt, an dessen Ende schlimmstenfalls sogar Depressionen und Angststörungen stehen können.

Was können Sie also tun, um Ihr mentales Wohlbefinden zu steigern und zu einem entspannten Umgang mit der Rosacea zu gelangen? Zunächst einmal möchte ich Ihnen eine Empfehlung geben, die vielleicht banal klingt, aber sehr schwer umzusetzen ist: Machen Sie sich bewusst und akzeptieren Sie, dass Sie unter einer chronischen Krankheit leiden. Natürlich soll dies nicht bedeuten, dass Sie Brennen, Rötungen und Pusteln einfach hinnehmen müssen – im Gegenteil. Wie Sie mit den Symptomen umgehen, haben Sie auf den vergangenen Seiten ausführlich erfahren. Vielmehr geht es darum, den Kampf und all die negativen, destruktiven Emotionen aufzugeben, die Sie womöglich mit Ihrer Rosacea verbinden. Denn außer, dass ein solches Verhalten zu vermehrtem Stress und damit zu weiteren Schüben führt, untergraben Sie auf diese Weise auch Ihr Selbstwertgefühl. Es ist notwendig, dass Sie sich eines klarmachen: Sie sind mehr als Ihre Rosacea. Und Sie alleine bestimmen, welche Rolle die chronisch-entzündliche Erkrankung in Ihrem Leben spielt.

> **!**
>
> Sie sind mehr als Ihre Rosacea. Und Sie alleine bestimmen, welche Rolle diese Erkrankung in Ihrem Leben spielt.

Wie groß diese Rolle bei Ihnen tatsächlich sein mag, können Sie ergründen, indem Sie sich die einfache Frage stellen: „Wie würde ich mich fühlen, wenn ich von heute auf morgen keine Rosacea hätte?“ Fänden Sie sich dann endlich wieder hübsch? Würden Sie sich besser in Ihrer Haut fühlen? Würden Sie dann mehr unter Leute gehen oder Freunde treffen? Ehrliche Antworten auf diese Frage zeigen, wie sehr Ihr Wohlbefinden und Ihr Leben möglicherweise durch die Rosacea beeinflusst wird.

Gelassen bleiben

Im Krankheitsschub fällt es oft schwer, Ruhe zu bewahren und sich nicht auf das zu fokussieren, was sich gerade im Gesicht abspielt. Es ist unglaublich schwer, dieses Gedankenkarussell zu durchbrechen, das sich in Gang setzt, sobald man erste Symptome im Gesicht spürt oder sieht. Die Gefühle können dann von Depressionen bis hin zu Panik reichen. Wie tief eingefahren die Muster sind, mit denen wir dann reagieren – besonders, wenn man angeschlagen ist oder sich in einem eher schlechten Gemütszustand befindet –, habe auch ich schon erlebt. Obwohl ich meine Rosacea sehr gut im Griff habe, kann es vorkommen, dass ich in einen leichten Schub gerate, wenn ich nicht darauf achte, meine schlimmsten Trigger konsequent zu meiden.

Ein kleiner Schub hatte mich so in Panik versetzt, dass ich einen Termin beim Dermatologen vereinbarte und mir Antibiotika-Tabletten verschreiben ließ (die ich aber nie eingenommen habe). Ein paar Tage später hatte ich mich wieder beruhigt und konnte klar die Ursachen für meinen Schub erkennen: starker Stress, der sich nicht immer so leicht vermeiden lässt, und viele Süßigkeiten, die ich in den letzten Tagen gegessen hatte. Die Tatsache, dass ich die Ursachen für das aktive Krankheitsgeschehen identifizieren und gegensteuern konnte, half mir, gelassen zu bleiben.

Zu einem entspannten Umgang gehört auch das Übernehmen von Selbstverantwortung. Indem Sie informiert sind und einen Teil meiner Tipps umsetzen, werden Sie spüren, dass Sie der Krankheit nicht hilflos ausgeliefert sind und selbst aktiv etwas gegen sie unternehmen können.

Als nächsten Schritt sollten Sie damit beginnen, Stressoren zu identifizieren, die Ihr Leben negativ beeinflussen. Werfen Sie einen ehrlichen Blick auf all jene auch alltäglichen Bereiche, die für negative Emotionen sorgen, und überlegen Sie, wie Sie in Zukunft damit umgehen möchten. Machen Sie sich aber klar, dass es selten eine Veränderung der äußeren Umstände allein ist, die für eine bessere Lebensqualität sorgt. Vielmehr geht es um Sie selbst und Ihren Blick auf die Dinge.

Entspannter mit Stress umgehen

Sie sehen, die Rosacea dient Ihnen durchaus auch als Warnsystem, das sich immer dann meldet, wenn in Ihrem Leben gerade alles zu viel wird. Der Gedanke, Krankheiten als Impuls zu sehen, den Blick nach innen zu wenden, ist kein neuer. Viele schenken ihm erst dann Beachtung, wenn es höchste Not ist, z. B. im Angesicht einer unheilbaren Erkrankung. Dennoch können auch Menschen, die „nur“ an Rosacea leiden, von dieser Sichtweise profitieren. Ich möchte Ihnen außer verschiedenen Denkanregungen jedoch auch einige praktische, direkt umzusetzende Tipps ans Herz legen, die Ihnen das Leben mit der Rosacea erleichtern können.

- Im Laufe des Tages sollten Sie darauf achten, immer wieder Pausen einzuplanen, in denen Sie zur Ruhe kommen. Setzen Sie sich in der Mittagspause in den Park, gehen Sie spazieren, lesen Sie ein Buch oder besinnen Sie sich auf sich selbst.
- Zu diesen Pausen sollten auch die Zeiten gehören, in denen Sie essen. Setzen Sie sich bewusst an den Tisch und genießen Sie Ihre Mahlzeit ohne Ablenkungen.
- Sorgen Sie dafür, dass Sie ausreichend Schlaf bekommen, denn ein Mangel wirkt sich negativ auf die Haut aus. So scheinen chronische Schlafstörungen die Schutzfunktion der Haut zu beeinträchtigen und ihre Regenerationsfähigkeit zu verlangsamen.
- Auch Bewegung hilft dabei, Stress abzubauen, und fördert das psychische Wohlbefinden. Sportarten, die besonders gut ganzheitlich wirken, sind unter anderem Yoga und die fernöstliche Bewegungslehre Qi Gong.

- Versuchen Sie sich täglich zehn bis 15 Minuten Zeit für eine kurze Meditation zu nehmen. Vor allem, wenn Sie morgens meditieren, hilft Ihnen dies dabei, achtsamer durch den Tag zu gehen. Setzen Sie sich dabei auf einen Stuhl, so dass Ihre Füße hüftbreit auf dem Boden stehen. Der Rücken ist gerade, Ihr Hinterkopf fühlt sich an, als ob er von einem Faden in die Höhe gezogen wird. Ihre Hände können Sie mit den Handflächen nach unten auf die Oberschenkel legen. Der Blick ist schräg nach unten gerichtet. Stellen Sie Ihren Handy-Wecker auf zehn oder 15 Minuten und sorgen Sie dafür, dass Sie während der Meditation ungestört sind. Atmen Sie tief und natürlich aus dem Bauch und versuchen Sie, die zwangsläufig auftretenden Gedanken an sich vorbeiziehen zu lassen, als seien sie Wolken am Himmel, und nehmen Sie keinen Bezug zu ihnen. Versuchen Sie den Geist dieser Meditation mit in Ihren Alltag zu nehmen. Bei der Meditation spielt die richtige Atmung eine bedeutende Rolle, aber auch in allen anderen Situationen des Lebens profitieren Sie von tiefen Atemzügen, die aus dem Bauch und nicht aus dem Brustbereich kommen.

Jon Kabat-Zinn, emeritierter Professor für Medizin an der Universität von Massachusetts und Gründer der „Stress Reduction Clinic" wendet dort Meditation als Bestandteil der Behandlungen an. Unter anderem werden auch Hautkrankheiten damit behandelt. Eine Studie, an der er beteiligt war, untersuchte den Einfluss von Meditation auf Patienten mit Schuppenflechte. Eine Hälfte erhielt eine standardmäßige UVA bzw. PUVA-Therapie, während die andere Hälfte während der Bestrahlungen nach Anweisungen von einem Tonband meditierte. Das Ergebnis: Der Hautzustand der Meditierenden besserte sich signifikant schneller.[81]

Tonglen

Haben Sie schon einmal von Tonglen (tibetisch für „Aussenden und Aufnehmen") gehört? Wahrscheinlich nicht. Doch auch, wenn Ihnen der Buddhismus fremd ist, können Sie diese tibetische Praxis ausprobieren.

Während sich der Praktizierende beim klassischen Tonglen vorstellt, das Leid (z. B. die Unzufriedenheit, die Selbstablehnung) anderer Personen aufzunehmen und daraufhin Liebe und Mitgefühl auszusenden, wird im Westen meist bei sich selbst begonnen. Dies bedeutet konkret, dass Sie gedanklich Ihr persönliches Leid ein- und Glück ausatmen. Gehen Sie ruhig einen Schritt weiter und atmen Sie nun die Gefühle der Unzufriedenheit, der Selbstablehnung – unter was auch immer Sie gerade leiden mögen – von sich selbst, aber auch von allen anderen Wesen, die in diesem Augenblick wohl dasselbe fühlen mögen, ein. Zum Schluss atmen Sie Glück, Mitgefühl und Liebe für sich und alle anderen aus.

Diese Praxis hilft auch, den Fokus vom eigenen empfundenen Leid wegzulenken und verwandelt negative Energie in positive.

Bei einer schweren Depression oder Angstzuständen sind diese Mittel sicherlich nicht ausreichend, doch bei leichten Symptomen der Unruhe können pflanzliche Wirkstoffe dabei helfen, vorübergehend etwas mehr Gelassenheit in Ihr Leben zu bringen. Es gibt verschiedene Mittel, die z. B. Lavendel, Passionsblume oder Baldrian beinhalten. Mittel mit Johanniskrautextrakt sollten Sie vorsichtshalber meiden, denn es steigert die Empfindlichkeit der Haut gegenüber Sonnenstrahlung.

Wenn Sie sich von den Symptomen Ihrer Krankheit überwältigt fühlen und das Gefühl haben, ihrer alleine nicht mehr Herr zu werden, sprechen Sie Ihren Haut- oder Hausarzt darauf an. Möglicherweise kann Ihnen dann eine Psychotherapie helfen.

Alternativen zur Schulmedizin

In diesem Abschnitt möchte ich auf das weite Feld der alternativen Heilmethoden eingehen, die die Rosacea jenseits der Schulmedizin behandeln. Die sogenannte Komplementärmedizin umfasst verschiedenste Behandlungsmethoden und reicht vom Heilpraktiker über die Traditionelle Chinesische Medizin bis hin zum indischen Ayurveda. Zu welcher dieser Heilkünste man sich hingezogen fühlt, ist letztlich wohl vor allem Geschmackssache.

Der Unterschied zwischen Schul- und Komplementärmedizin betrifft die Sichtweise auf die Krankheit an sich: „Krankheit wird heute nicht als Zustand gesehen, in dem körperliche, geistige und seelische Aspekte eine Rolle spielen [...]. Krankheit ist nur ein anderes Wort für die Summe an Symptomen“, schreibt Joachim Faulstich, Autor und Regisseur wissenschaftlicher Fernsehdokumentationen, in seinem lesenswerten Buch „Das heilende Bewusstsein“.[82] Gelingt es dem Arzt, diese Symptome zu beseitigen, gilt der Patient als gesund. Anders ausgedrückt könnte man auch sagen, dass die moderne Medizin zur Krankheit hindenkt, indem sie sich mit den Symptomen beschäftigt und deren Beseitigung in den Mittelpunkt stellt.

Die ganzheitlichen Methoden der Komplementärmedizin sehen Symptome lediglich als vordergründigen Ausdruck einer grundlegenden Störung und schließen von ihnen auf übergeordnete Zusammenhänge, die die individuelle Lebensweise des Patienten berücksichtigen. Aufgrund eben dieser Tatsache scheint es unausweichlich zu sein, den Menschen in seiner Individualität in das Heilungsgeschehen miteinzubeziehen und seine Selbstheilungskräfte zu stärken. Aber keine Angst. Hier geht es nicht um Hokuspokus oder Esoterik, sondern vielmehr um die ungeahnten Fähigkeiten Ihres Körpers und die Sichtweise, die Krankheit als einen Ausdruck einer tiefer liegenden seelischen Dysbalance zu sehen, die sich in den Symptomen manifestiert.

!

Die ganzheitlichen Methoden der Komplementärmedizin sehen Symptome als vordergründigen Ausdruck einer grundlegenden Störung.

Die Rolle der Heiler

Auch Ärzte bzw. Heiler tragen zum Genesungsprozess ihrer Patienten bei, indem sie Sicherheit, Aufmerksamkeit und Hoffnung ausstrahlen und sich ihnen voll und ganz widmen. In den durchgetakteten Praxen der Schuldmediziner bleibt dafür oftmals nur wenig Zeit. Kein Wunder, dass sich immer mehr Menschen nach anderen Möglichkeiten umsehen, um ihre Krankheit in den Griff zu kriegen.

Ob und wie die Heiler, egal welcher Richtung, ob Heilpraktiker und Homöopathen, Ihnen mit Ihrer Rosacea helfen können, erfragen Sie am besten konkret in den einzelnen Praxen. Bei der Auswahl eines geeigneten alternativen Heilers sollten Sie sich von Ihrem Gefühl gegenüber der jeweiligen Person leiten lassen. Vertrauen und Sympathie spielen eine große Rolle. Fragen Sie ruhig auch nach, ob er oder sie Erfahrung im Umgang mit der Rosacea hat.

Selbstheilung

Man kann Krankheit auch als wichtigen Hinweis auf verborgene Dissonanzen sehen. Ich möchte Sie ermutigen, Selbstverantwortung für Ihr Leiden zu übernehmen und Ihre Aufmerksamkeit auf die erstaunliche Selbstheilungskraft von Körper und Geist zu lenken. Selbstheilung – wie soll das denn gehen? Auf den ersten Blick scheint es unmöglich, nur mithilfe geistiger Kräfte zur Besserung oder sogar Heilung einer Krankheit beitragen zu können. Doch so wundersam diese Vorstellung auch sein mag, gibt es doch zahlreiche dokumentierte Fallgeschichten von schwer kranken, dem Tode nahen Personen, die ohne wissenschaftliche Erklärung über Nacht Heilung erfahren – nur durch sich selbst und die Macht ihres Bewusstseins. Nun ist die Rosacea sicherlich keine gefährliche oder sogar tödliche Krankheit; trotzdem lohnt sich ein Blick auf die Kräfte, die in uns schlummern und nur darauf warten, von uns wahrgenommen zu werden.

Was im Mittelalter begann, als Seele und Körper auch durch den starken Einfluss der Kirche als strikt voneinander getrennt betrachtet wurden, trieb der französische Philosoph René Descartes im 17. Jahrhundert auf die Spitze. Er sah den menschlichen Körper als etwas rein Mechanisches. Mit dieser Ansicht traf er den Nerv der Zeit. Fortan konzentrierte sich die Medizin fast ausschließlich auf das rein Körperliche und ließ psychische Faktoren außer Acht. Noch bis zur Mitte des 20. Jahrhunderts spielte der Patient keine selbstbestimmte Rolle im Heilungsgeschehen. Stattdessen nahm er eine passive Rolle ein und gab seine Identität beim Eintritt in die Welt der Medizin auf.

!

Erst seit kurzer Zeit rückt die ganzheitliche Betrachtung des Menschen und das Zusammenspiel von Körper und Seele wieder ins Blickfeld der Medizin.

Erst seit kurzer Zeit rückt die ganzheitliche Betrachtung des Menschen und vor allem das Zusammenspiel von Körper und Seele wieder ins Blickfeld der Medizin, und dem Patienten wird eine aktivere Rolle im Rahmen seines Heilungsprozesses zugestanden. Dies ist von großer Wichtigkeit, denn Studien zeigen, dass die Chancen für eine erfolgreiche Behandlung steigen, wenn Kranke in medizinische Entscheidungen mit einbezogen werden.[83]

Der kompetente Patient

Relativ neu ist der Begriff der Patientenkompetenz, der seit dem Jahr 2000 durch Krebspatienten geprägt wurde. Er beinhaltet, dass der Mensch einen eigenständigen Beitrag zur Genesung als notwendige Ergänzung zu den Leistungen der Medizin leistet und er selbst zur Krankheitsbewältigung beitragen kann. Dabei ist auch immer wieder vom Zwei-Ärzte-Modell die Rede. Es besagt, dass zur erfolgreichen Krankheitsbewältigung zwei Ärzte zusammenwirken müssen: der „äußere Arzt“ (die Medizin) und der „innere Arzt“ (das Selbstheilungspotenzial).

Der Dermatologe Professor Dr. med. Klaus-Dieter Hinsch wendet in seiner privatärztlichen Hautarztpraxis in Hamburg gern die sogenannte „Hebammenkunst" an.[84] Dieser Begriff, der auf den griechischen Philosophen Sokrates zurückgeht, bezeichnet eine Gesprächstechnik, die mit der Geburtshilfe vergleichbar ist: Konkret verhilft der Arzt seinem Patienten durch geeignete Fragen dazu, selbst zu einer Erkenntnis zu gelangen – er agiert quasi als Lernhelfer in Bezug auf die Krankheit und den Umgang mit ihr. Dadurch wird die bei einer chronischen Erkrankung wichtige Eigenverantwortlichkeit gestärkt.

Leider schenken viele Ärzte diesen Erkenntnissen noch immer zu wenig Beachtung und nehmen die seelische und geistige Komponente im Genesungsprozess nicht ernst genug. So tragen sie unbewusst dazu bei, dass verunsicherte und hoffnungslose Kranke in Bezug auf ihre Selbstverantwortung unmündig bleiben und ihr Selbstheilungspotential nicht nutzen.

Bereit für die Heilung

Die Fallgeschichten von zahlreichen dokumentierten Wunderheilungen der jüngeren Gegenwart verbindet, dass sie stets ein individueller Akt sind, der von verschiedenen Faktoren abhängig ist. So scheinen die Lebensumstände des Erkrankten sowie seine Glaubensvorstellungen, Hoffnungen, Erwartungen, sein Vertrauen in eine höhere Macht, aber auch das Verhalten des Arztes bzw. Heilers eine große Rolle zu spielen. Gemein ist den Heilungsgeschichten auch, dass diese Menschen an einem gewissen Punkt ihres Leidensweges mit den Grenzen des Machbaren konfrontiert wurden. Die Medizin konnte ihnen nicht weiterhelfen. So sehr ihnen diese Erfahrungen den Boden unter den Füßen wegrissen, so heilsam wirkten sie zugleich. Denn mit einem Mal waren sie vollkommen auf sich gestellt und damit gezwungen, sich ihrer Heilung auf neuen Wegen zu nähern. Erst dadurch waren sie dazu in der Lage, ihre Selbstheilungskräfte zu wecken.

So absurd es auch klingen mag, eine Heilung – ob nun von größeren oder kleineren Leiden – setzt stets voraus, dass man bereit dazu ist, geheilt zu werden. Denn auch eine chronische Erkrankung kann in einem übergeordneten Sinne durchaus ihre Daseinsberechtigung haben. So ist es nicht verwunderlich, dass Menschen, die eine plötzliche Heilung erfahren haben, mit diesen neuen Umständen nicht immer zurechtkommen. Der britische Neurologe und vielfache Autor populärwissenschaftlicher Bücher, Oliver Sacks, berichtet in seinem Buch „Migräne"[85] davon, dass der kopfschmerzbedingte soziale Rückzug in manchen der Fälle den Betroffenen als eine Art Katalysator diente. Er beschreibt weiter, dass die Frauen, die man von ihren Symptomen heilte, anschließend unabhängig von ihrer Menstruation an Ängsten und neurotischen Konflikten litten. Für eine Heilung ist es also offenbar nicht ausreichend, wenn lediglich die Symptome beseitigt werden, während deren seelischen Ursachen keine Beachtung geschenkt wird. So wie es Sacks beschreibt, kann sich der Körper dann immer wieder neue Störungen in Form von Krankheiten den Weg in unsere Aufmerksamkeit bahnen, so dass wir irgendwann gezwungen sind, uns auf das Wesentliche – unsere geistige Gesundheit – zu konzentrieren.

Was sagt uns die Rosacea?

Was hat uns die Rosacea als Ausdruck eines seelischen Ungleichgewichts also zu sagen? Eine allgemeingültige Antwort auf diese Frage zu geben, ist schier unmöglich. Was bei Ihnen im Ungleichgewicht liegt, müssen Sie selbst ehrlich erforschen. Dies ist meist ein längerer Prozess, der seine Zeit erfordert. Ich möchte Ihnen an dieser Stelle jedoch einige gedankliche Anregungen geben, von denen Sie sich vielleicht spontan angesprochen fühlen:

> **!** Zu erforschen, was im Ungleichgewicht liegt, erfordert meist einen längeren Prozess.

Zunächst einmal fällt auf, dass die Symptome der Rosacea das Gesicht befallen und damit kaum zu verbergen sind. Deshalb beeinträchtigt die Krankheit oft sowohl das Selbstwertgefühl als auch die Lebensqualität. Werfen wir einen Blick über diese offensichtlichen Tatsachen hinaus, bietet sich der Gedanke an, dass die Rosacea es geradezu erzwingt, sich mit dem eigenen Selbstbild und seiner Wirkung auseinanderzusetzen. Vor allem Frauen leiden unter dem Gefühl, ihr bestmögliches Ich nach außen darstellen zu müssen, und vergleichen sich mit den idealisierten Frauenbildern, die die Medien Tag für Tag aufs Neue inszenieren.

Neigen Sie dazu, Ihr Selbstwertgefühl von äußeren Umständen, beispielsweise der Zustimmung anderer oder von Ihrem Aussehen abhängig zu machen?

Wie stark die Rosacea-Symptome das Lebensgefühl beeinflussen können, zeigt sich auch am Rückzugsbedürfnis der Betroffenen, die sich gerade in Schüben ungern unter Menschen begeben und direkte Kontakte, wie z. B. ein Treffen mit einer Freundin, meiden. Dieses Verhalten sagt viel über das eigene Selbstbild aus: Man erlaubt sich, wie es scheint, nur dann am Leben teilzunehmen und fühlt sich nur dann als ebenbürtiges Gegenüber, wenn man die eigenen Idealvorstellungen erfüllt. Und dazu gehören ganz sicher keine Pusteln und Rötungen. Auch der von vielen Rosacea-Betroffenen gefürchtete Blick in den Spiegel gehört hierzu. Er ist für viele vor allem deshalb unerträglich, weil ihre Idealvorstellungen nicht mit dem übereinstimmen, was sie dort sehen. Die Lösung dieses Problems besteht nicht darin, alles dafür zu geben, die idealisierte Vorstellung, die Sie von sich oder Ihren Lebensumständen haben, zu erreichen, um dann endlich zufrieden mit sich sein zu können. Das Gegenteil ist der Fall: Erkennen Sie, dass Sie selbst es sind, der sich daran hindert, hier und jetzt zufrieden zu sein – und nicht Ihre möglicherweise gerötete Haut oder die Pusteln auf den Wangen.

Sind Sie ein eher perfektionistischer Mensch, der bestimmte Vorstellungen davon hat, wie die Dinge – und vor allem Sie selbst und Ihre Mitmenschen – zu sein haben? Halten Sie sich an idealisierten Bildern fest und tolerieren Sie Abweichungen nur ungern? Können Sie sich selbst ins Gesicht schauen, auch wenn Sie nicht perfekt sind?

Idealvorstellungen sind wie dicke Mauern. Die meisten Menschen verfügen über ein ganzes Arsenal solcher Mauern, die sie schützen sollen, in Wirklichkeit aber nur einengen und unglücklich machen. Stellen Sie sich nur ein Grundschulmädchen vor, das gemobbt wird, weil es zu dick ist. Sieht es seine Klassenkameradinnen, die dünn sind und deshalb nicht geärgert, sondern im Gegenteil sogar bewundert werden, kann es sein, dass sie das Körpergewicht in Zukunft als Mittel sieht, einen vorteilhafteren sozialen Status zu erlangen – einen, in dem sie nicht mehr gemobbt wird. Dies ist aber nur ein offensichtliches Beispiel der meist viel tiefer liegenden, komplexen Mechanismen, die wir uns im Laufe des Lebens aneignen, um Unsicherheiten und Ängste abzuwehren. Wie sehr uns diese Idealbilder einengen und uns vom Wesentlichen ablenken, nämlich dass wir zu einer kompromisslosen Annahme unserer Selbst kommen müssen, die unabhängig von äußeren Faktoren ist, übersehen wir meist. Kein Wunder, ist es doch viel leichter, etwas zu „tun" (Abnehmen), um etwas zu „haben" (Anerkennung), als unsere Einstellung, unser „Sein" zu hinterfragen.

Haben Sie die Dinge gerne unter Kontrolle und versetzt Sie das Gefühl, auf eine höhere Ordnung vertrauen zu müssen, ohne selbst eingreifen zu können, in Angst?

Gerade, wenn man sich noch wenig mit der Rosacea beschäftigt hat, scheinen die Schübe ohne Vorwarnung aufzutreten und durch nichts wieder unter Kontrolle gebracht werden zu können. Kontrolle ist hier das entscheidende Stichwort. Denn durch sie glauben wir, die Dinge in Ordnung, also in einen von uns als angenehmen empfundenen Zustand bringen zu können. Entgleitet uns die Kontrolle, kann uns das manchmal in ein wahres Dilemma stürzen. So kann es zur Unfähigkeit führen, jemand anderem eine Aufgabe zu übertragen, da dieser sie sicher nicht so ausführen wird, wie man es sich vorstellt. Also macht man doch am besten alles alleine. Leider macht es uns aber meist nur kurzfristig zufrieden, wenn wir erreicht haben, dass die Dinge so laufen, wie wir sie gerne hätten. Auf lange Sicht raubt uns die Kontrollsucht viel Energie. Und all das nur, um uns von den zugrunde liegenden Ängsten zu befreien. Versuchen Sie dem Kontrollwunsch und der Angst vor Kontrollverlust Vertrauen entgegenzusetzen. Ein Vertrauen, das darin besteht, dass alles gut ist, wie es ist – auch, wenn es auf den ersten Blick für uns nicht so aussehen mag. Dies erfordert zwar auch viel Kraft, zahlt sich aber langfristig aus.

Sind Sie eher empfindsam und nehmen Verhaltensweisen anderer oft persönlich und beziehen Sie sie – ohne Anlass – auf sich?

Seien Sie lockerer im Umgang mit sich selbst, verstehen Sie, dass die Perfektion Ihnen nur eine scheinbare Sicherheit bietet, geben Sie die Kontrolle auf und vertrauen Sie Ihr Leben – und Ihre Krankheit – einer höheren Macht an. Hören Sie auf, sich mit Ihrem Aussehen zu identifizieren! Sie sind kein besserer Mensch, wenn Ihre Haut keine Rötungen oder Pusteln aufweist, ebenso wie es nichts über Sie aussagt, wenn Sie gerade mitten in einem Schub sind. Trainieren Sie diese Distanz zu Ihrem äußeren Erscheinungsbild, wann immer es geht, auch in guten Zeiten!

Lernen Sie auf Ihre Bedürfnisse zu hören und machen Sie Ihr Wohlbefinden nicht länger von äußeren Umständen abhängig. Schauen Sie weniger in den Spiegel und besinnen Sie sich auf das Hier und Jetzt, in dem alles genau richtig ist. Sie leben heute in dieser Welt und haben ein Recht darauf, sich wohlzufühlen – und nicht erst dann, wenn Sie wieder eine schönere Haut haben.

Haben Sie den Mut, mit dieser Energie ins Leben zu gehen, ohne sich dabei von möglichen Symptomen zurückhalten zu lassen! Denn eines ist sicher: Sie sind mehr, viel mehr, als ein paar Rötungen und Pusteln in Ihrem Gesicht.

!

Lernen Sie auf Ihre Bedürfnisse zu hören und machen Sie Ihr Wohlbefinden nicht länger von äußeren Umständen abhängig.

ANHANG

Hilfreiche Adressen für Betroffene

Auf meiner Webseite www.rosacea-selbsthilfe.de finden Sie unter anderem stets aktuelle Produktempfehlungen samt Bezugsquellen, die Sie zur Umsetzung der einzelnen Tipps meiner 3-Raum-Methode benötigen. In meinem Blog schreibe ich über viele weitere Themen, die mit der Rosacea zusammenhängen und Ihnen zu einem besseren Leben mit der Hautkrankheit verhelfen sollen. Haben Sie ganz konkrete Fragen an mich, zur Rosacea im Allgemeinen, einem empfohlenen Produkt oder meinem Buch? Schreiben Sie mir gern eine Mail an post@rosacea-selbsthilfe.de. Ich versuche Ihnen gerne weiterzuhelfen.

In diesen Rosacea-Foren finden Sie die Möglichkeit zum Erfahrungsaustausch mit anderen Betroffenen: www.rosazea.net/forum; http://forum.hautsache.de

Die Deutsche Rosazea Hilfe e.V. ist ein Mitgliederverband für Betroffene:

Deutsche Rosazea Hilfe e.V.
Baumkamp 18
22299 Hamburg
Telefon 040 68990714
info@rosazeahilfe.de
www.rosazeahilfe.de

Danksagung

Vielen Dank an …

- Torsten!
- meine Mutter
- Frank
- Katja Koschate und Linda Strehl
- Heike Käser
- Ingrid
- Prof. Dr. med. Christiane Bayerl
- Prof. Dr. med. Klaus-Dieter Hinsch
- Prof. Dr. Dr. Detlef Schuppan
- Dr. Hans Lautenschläger
- … und alle, an die ich mich im Zuge meiner Recherche wenden durfte oder die mich auf andere Art und Weise unterstützt haben.

Quellen

1 Tan J, Schöfer H, Araviiskaia E et al. Prevalence of rosacea in the general population of Germany and Russia – The RISE study. J Eur Acad Dermatol Venereol 2016; 30(3): 428-434

2 (2015). National Survey Reveals That Rosacea Sufferers Often Hide Behind Cosmetics Before Treating the Condition. Online im Internet: www.rosacea.org/press/national-survey-reveals-rosacea-sufferers-often-hide-behind-cosmetics-treating-condition (Stand 12.10.2017)

3 Maosong Zhou M, Xie H, Cheng L et al. Clinical characteristics and epidermal barrier function of papulopustular rosacea: A comparison study with acne vulgaris. Pak J Med Sci. 2016 Nov-Dec; 32(6): 1344-1348

4 Alvim Sant'Anna Addor F, Skin barrier in rosacea. An Bras Dermatol 2016; Jan-Feb; 91(1): 59-63

5 Del Rosso J. Advances in Understanding and Managing Rosacea: Part 1. J Clin Aesthet Dermatol. 2012 Mar; 5(3): 16-25

6 Alvim Sant'Anna Addor F, Skin barrier in rosacea. An Bras Dermatol 2016; Jan-Feb; 91(1): 59-63

7 Pathogenesis and Treatment of Acne and Rosacea, hg. von Zouboulis C, Katsambas A, Kligman A, Heidelberg 2014, S. 634

8 Rosacea Triggers Survey. Online im Internet: www.rosacea.org/patients/materials/triggersgraph.php (Stand 12.10.2017)

9 Krutmann J, Liu W, Li L et al. Pollution and skin: From epidemiological and mechanistic studies to clinical implications. J Dermatol Sci 2014; 76(3): 163-168

10 Lefebvre MA, Pham DM, Boussouira B, et al. Evaluation of the impact of urban pollution on the quality of skin: a multicentre study in Mexico. Int J Cosmet Sci 2015 Jun; 37(3): 329-338

11 Einstein E (2014). How Pollution Is Affecting Your Skin—And How to Fix It. Online im Internet: https://www.self.com/story/pollution-affecting-skin-health (Stand: 01.01.2018)

12 (2008). Can Rosacea Be Inherited? Online im Internet: https://www.rosacea.org/weblog/can_rosacea_be_inherited (Stand 13.10.2017)

13 Tan J, Schöfer H, Araviiskaia E. et al. Prevalence of rosacea in the general population of Germany and Russia – The RISE study. J Eur Acad Dermatol Venereol 2016; 30(3): 428-434

14 Reinholz M, Tietze J, Kilian K et al. (2013). Leitlinie der Deutschen Dermatologischen Gesellschaft Rosazea. Online im Internet: http://www.awmf.org/uploads/tx_szleitlinien/013-065l_S1_Rosazea_2014-04-verlaengert.pdf (Stand 13.10.2017)

15 (2014) Gagnon L. Study finds evidence for rosacea subtype progression. Online im Internet: http://dermatologytimes.modernmedicine.com/dermatology-times/rc/tags/dermatology/study-finds-evidence-rosacea-subtype-progression (Stand 30.03.2018)

16 Keri J (2016). What's new in acne and rosacea? Online im Internet: https://scmsjournal.com/articles/view_pdf/what-s-new-in-acne-and-rosacea (Stand 15.10.2017)

17 Drake L (2003). Q&A: Scalp Symptoms & Preventive Measures. Online im Internet: https://www.rosacea.org/rr/2003/summer/qa.php (Stand 13.10.2017)

18 Reinholz M, Tietze J, Kilian K et al. (2013) . Leitlinie der Deutschen Dermatologischen Gesellschaft Rosazea. Online im Internet: http://www.awmf.org/uploads/tx_szleitlinien/013-065l_S1_Rosazea_2014-04-verlaengert.pdf (Stand 13.10.2017)

19 Yamasaki K, Kanada K, Macleod D et al. TLR2 Expression Is Increased in Rosacea and Stimulates Enhanced Serine Protease Production by Keratinocytes. J Invest Dermatol 2011 Mar; 131(3): 688-697

20 Reinholz M., Ruzicka T, Schauber J. Cathelicidin LL-37: An Antimicrobial Peptide with a Role in Inflammatory Skin Disease. Ann Dermatol 2012 May; 24(2): 126-135

21 Reinholz M., Ruzicka T, Schauber J. Cathelicidin LL-37: An Antimicrobial Peptide with a Role in Inflammatory Skin Disease. Ann Dermatol 2012 May; 24(2): 126-135

22 Muto Y, Wang Z, Vanderberghe M, Mast cells are key mediators of cathelicidin initiated skin inflammation in rosacea. J Invest Dermatol. 2014 Nov; 134(11): 2728-2736

23 Ashina K, Tsubosaka Y, Nakamura T et al. Histamine Induces Vascular Hyperpermeability by Increasing Blood Flow and Endothelial Barrier Disruption In Vivo. PLoS One 2015; 10(7): e0132367

24 Muto Y, Wang Z, Vanderberghe M, Mast cells are key mediators of cathelicidin initiated skin inflammation in rosacea. J Invest Dermatol 2014 Nov; 134(11): 2728-2736

25 Drake L (2000). The Anatomy of a Rosacea Flare-up. Online in Internet: https://www.rosacea.org/rr/2000/summer/article_2.php (Stand: 14.10.2017)

26 Del Rosso J. Advances in Understanding and Managing Rosacea: Part 1. J Clin Aesthet Dermatol 2012 Mar; 5(3): 16-25

27 Online im Internet: http://publikationen.dguv.de/dguv/pdf/10002/uv_emission_schweissen.pdf (2011) (Stand: 10.06.2018)

28 Del Rosso J. Advances in Understanding and Managing Rosacea: Part 1. J Clin Aesthet Dermatol 2012 Mar; 5(3): 16-25

29 Melnik B. Rosacea: The Blessing of the Celts – An Approach to Pathogenesis Through Translational Research. Acta Derm Venereol 2016 Feb; 96(2): 147-156

30 Schwab V, Sulk M, Seeliger S et al. Neurovascular and Neuroimmune Aspects in the Pathophysiology of Rosacea. J Investig Dermatol Symp Proc. 2011 Dec; 15(1): 53-62

31 Dotinga R. (2016). More evidence of rosacea, autoimmune link. Online in Internet: http://dermatologytimes.modernmedicine.com/dermatology-times/news/more-evidence-rosacea-autoimmune-link (Stand: 14.10.2017)

32 (2016). Researchers Find Potential Links Between Rosacea & Autoimmune Disease. Online in Internet: www.rosacea.org/weblog/researchers-find-potential-links-between-rosacea-autoimmune-disease (Stand: 14.10.2017)

33 Egeberg A, Ashina M, Gaist D, Prevalence and risk of migraine in patients with rosacea: A population-based cohort study. J Am Acad Dermatol 2017 Mar; 76(3): 454-458

34 Online im Internet: www.rosacea.org/patients/seborrhea.php (Stand: 14.10.2017)

35 2008. Mayser P. Hauterkrankungen durch Malassezia-Hefen. Online im In-

ternet: https://www.pharmazeutische-zeitung.de/index.php?id=5504 (Stand 13.04.2018)
36 Moustafa F, Lewallen RS, Feldman SR, The psychological impact of rosacea and the influence of current management options. J Am Acad Dermatol 2014 Nov; 71(5): 973-980
37 Huynh T. Burden of Disease: The Psychosocial Impact of Rosacea on a Patient's Quality of Life. Am Health Drug Benefits 2013 Jul-Aug; 6(6): 348-354
38 Garg A, Chren MM, Sands LP et al. Psychological stress perturbs epidermal permeability barrier homeostasis: implications for the pathogenesis of stress-associated skin disorders. Arch Dermatol 2001 Jan; 137(1): 53-59
39 (2015). Study of People's Reactions to Facial Redness Reveals the Negative Impact of Rosacea on Sufferers' Lives. Online im Internet: https://www.galderma.com/News/articleType/ArticleView/articleId/85/Study-of-Peoples-Reactions-to-Facial-Redness-Reveals-the-Negative-Impact-of-Rosacea-on-Sufferers-Lives (Stand: 14.10.2017)
40 Reinholz M, Tietze J, Kilian K et al. (2013). Leitlinie der Deutschen Dermatologischen Gesellschaft Rosazea. Online im Internet: http://www.awmf.org/uploads/tx_szleitlinien/013-065l_S1_Rosazea_2014-04-verlaengert.pdf (Stand 13.10.2017)
41 (2016) Online im Internet: http://pta-forum.pharmazeutische-zeitung.de/index.php?id=8737 (Stand: 14.10.2017)
42 Prof. Dr. med. Bayerl, Christiane. Notiz basierend auf E-Mail-Korrespondenz mit der Verfasserin, 8. Juli 2017 (Ring, 2017)
43 Reinholz M, Tietze J, Kilian K et al. (2013). Leitlinie der Deutschen Dermatologischen Gesellschaft Rosazea. Online im Internet: http://www.awmf.org/uploads/tx_szleitlinien/013-065l_S1_Rosazea_2014-04-verlaengert.pdf (Stand 14.10.2017)
44 Reinholz M, Tietze J, Kilian K et al. (2013). Leitlinie der Deutschen Dermatologischen Gesellschaft Rosazea. Online im Internet: http://www.awmf.org/uploads/tx_szleitlinien/013-065l_S1_Rosazea_2014-04-verlaengert.pdf (Stand 14.10.2017)
45 Parodi A, Paolino S, Greco A et al. Small intestinal bacterial overgrowth in rosacea: clinical effectiveness of its eradication. Clin Gastroenterol Hepatol 2008 Jul; 6(7): 759-764
46 Factors That May Trigger Rosacea Flare-Ups. Online im Internet: https://www.rosacea.org/patients/materials/triggers.php (Stand 14.10.2017)
47 Drake L (2004). Survey Lists Wine as Top Alcohol Trigger. Online im Internet: https://www.rosacea.org/rr/2004/winter/success.html (Stand 14.10.2017)
48 Li S, Cho E, Drucker AM et al. Alcohol

intake and risk of rosacea in US women. J Am Acad Dermatol 2017 Jun; 76(6): 1061-1067.e2

49 Sinikumpu SP, Huilaja L, Auvinen J et al. The Association Between Low Grade Systemic Inflammation and Skin Diseases: A Cross-sectional Survey in the Northern Finland Birth Cohort 1966. Acta Derm Venereol. 2018 Jan 12; 98(1): 65-69

50 Calder PC, Ahluwalia N Brouns F et al. Dietary factors and low-grade inflammation in relation to overweight and obesity. Br J Nutr 2011 Dec; 106 Suppl 3: S5-78. doi: 10.1017/S0007114511005460

51 Shining the Spotlight on Trans Fats. Online im Internet: www.hsph.harvard.edu/nutritionsource/transfats/ (Stand 14.10.2017)

52 Mozaffarian D, Pischon T, Hankinson SE et al. Dietary intake of trans fatty acids and systemic inflammation in women. Am J Clin Nutr 2004 Apr; 79(4): 606-612

53 Chassaing B, Koren O, Goodrich JK et al. Dietary emulsifiers impact the mouse gut microbiota promoting colitis and metabolic syndrome. Nature 2015 Mar 5; 519(7541): 92-96

54 Christ A, Günther P, Lauterbach MAR et al. Western Diet Triggers NLRP3-Dependent Innate Immune Reprogramming. Cell. 2018 Jan 11; 172(1-2): 162-175.e14

55 Prof. Dr. Dr. Schuppan, Detlef. Notiz basierend auf E-Mail-Korrespondenz mit der Verfasserin, 13. Februar 2018 (Ring, 2018)

56 Johnston CS, Martin LJ, Cai X. Antihistamine effect of supplemental ascorbic acid and neutrophil chemotaxis. J Am Coll Nutr 1992 Apr; 11(2): 172-176

57 Livny O et al, "Beta-carotene bioavailability from differently processed carrot meals in human ileostomy volunteers", Eur J Nutr, Dezember 2003

58 McAfee AJ, McSorley EM, Cuskelly GJ et al. Red meat from animals offered a grass diet increases plasma and platelet n-3 PUFA in healthy consumers. Br J Nutr 2011 Jan; 105(1): 80-89

59 (2012) Kesser C. The gut-skin connection: how altered gut function affects the skin. Online im Internet: https://chriskresser.com/the-gut-skin-connection-how-altered-gut-function-affects-the-skin/ (Stand 02.03.2018)

60 Reinholz M, Tietze J, Kilian K et al. (2013). Leitlinie der Deutschen Dermatologischen Gesellschaft Rosazea. Online im Internet: http://www.awmf.org/uploads/tx_szleitlinien/013-065l_S1_Rosazea_2014-04-verlaengert.pdf (Stand 14.10.2017)

61 Kligman A.M. Corneobiology and Corneotherapy – a final chapter. ICS 2011,33,197-209

62 (2015) Dr. Lautenschläger H. Korneotherapeutische Hautpflege bei Rosacea.

Online im Internet: http://www.dermaviduals.de/deutsch/publikationen/problemhaut/korneotherapeutische-hautpflege-bei-rosacea.html (Stand 26.02.2018)

63 Yosipovitch G, Hu J. The Importance Of Skin PH. Online im Internet: www.cwimedical.com/importance-skin-ph (Stand 21.02.2018)

64 Dr. Lautenschläger H. Notiz basierend auf E-Mail-Korrespondenz mit der Verfasserin, 21. Februar 2018 (Ring, 2018)

65 Dr. Lautenschläger H (2011). Hautbarrierestörungen – gezielte Prävention. Online im Internet: http://www.dermaviduals.de/deutsch/publikationen/problemhaut/hautbarrierestoerungen-gezielte-praevention.html (Stand 21.02.2018)

66 Käser H. Glossar/Transepidermaler Wasserverlust. Online im Internet: https://www.olionatura.de/glossar (Stand 21.02.2018)

67 Käser H. Muss ich mit unerwünschten Hautveränderungen rechnen, wenn ich auf selbst gerührte Kosmetik umsteige? Online im Internet: https://www.olionatura.de/haeufig-gestellte-fragen/muss-ich-mit-unerwuenschten-hautveraenderungen-rechnen-wenn-ich-auf-selbst-geruehrte-kosmetik-umsteige (Stand 22.02.2018)

68 (23. Oktober 2016, 08:44) Käser H. Hilfe bei der 1. Reinigungsmilch. Online im Internet: www.ruehrkueche.de/viewtopic.php?p=359094#p359094 (Stand 09.03.2018)

69 (2017) The hard truth about eczema: it's something in the water. Online im Internet: https://www.kcl.ac.uk/news-events/news/newsrecords/2017/09-September/The-hard-truth-about-eczema-it's-something-in-the-water.aspx (Stand 23.01.2018)

70 Wasserhärte in Deutschland. Online im Internet: www.wasserhaerte.net/deutschland/index.html (Stand 6.6.2018)

71 (2017) Deziel C. What Is the pH of Distilled Water? Online im Internet: https://sciencing.com/ph-distilled-water-4623914.html (Stand 23.02.2018)

72 (1999) Kindl U. Pflegetipps gegen trockene Haut. Online im Internet: https://www.pharmazeutische-zeitung.de/index.php?id=pharm5_01_2000 (Stand 21.02.2018)

73 Käser H. Emulgatoren: Dr. Jekyll oder Mr. Hyde? Online im Internet: https://www.olionatura.de/basiswissen/emulsionen-herstellen/emulgatoren-dr-jekyll-oder-mr-hyde

74 Layering für die Haut: DAS ist der neueste Pflege-Trend. Online im Internet: www.brigitte.de/beauty/haut/hautpflege--layering--schichtarbeit-fuer-die-haut-10230946.html (Stand 12.03.2018)

75 Küpeli E, Yesilada E. Flavonoids with

anti-inflammatory and antinociceptive activity from Cistus laurifolius L. leaves through bioassay-guided procedures. J Ethnopharmacol 2007 Jul 25; 112(3): 524-530

76 Mehr Wirkung, weniger Nebenwirkung: Die Mandelsäure. Online im Internet: www.highdroxy.de/journal/wirkstoffe/mandelsaeure (Stand 09.04.2018)

77 Kucukunal A, Altunay I, Arici JE et al. Is the effect of smoking on rosacea still somewhat of a mystery? Cutan Ocul Toxicol 2016; 35(2): 110-114

78 (2008) Blum A, Schaller K, Pötschke-Langer M. Rauchen und Hautschäden. Online im Internet: www.dkfz.de/de/rauchertelefon/download/FzR_Hautschaeden.pdf (Stand 14.10.2017)

79 Frisbee SJ, Chambers CB, Frisbee JC et al. Association between dental hygiene, cardiovascular disease risk factors and systemic inflammation in rural adults. J Dent Hyg 2010 Fall; 84(4): 177-184

80 Prof. Dr. Bayerl C. Schriftverkehr per E-Mail am 24.09.2017 (Ring, 2018)

81 Kabat-Zinn J, Wheeler E, Light T et al. Influence of a mindfulness meditation-based stress reduction intervention on rates of skin clearing in patients with moderate to severe psoriasis undergoing phototherapy (UVB) and photochemotherapy (PUVA). Psychosom Med. 1998 Sep-Oct; 60(5): 625-632

82 Faulstich, Joachim: Das heilende Bewusstsein. Wunder und Hoffnung an den Grenzen der Medizin. München: Knaur MensSana, 2008

83 (2004) Nielsen-Bohlman L, Panzer AM, Kindig DA. Health Literacy: A Prescription to End Confusion. Online im Internet: www.ncbi.nlm.nih.gov/books/NBK216032 (Stand 14.10.2017)

84 Prof. Dr. med. Hinsch, Klaus-Dieter. Telefonat, 25.10.2017 (Ring, 2017)

85 Sacks, Oliver: Migräne. Rowohlt Taschenbuch Verlag, 1996

Glutenfrei genießen

Alexandra Hirschfelder &
Sabine Offenborn

**Lecker ohne ...
Weizen**

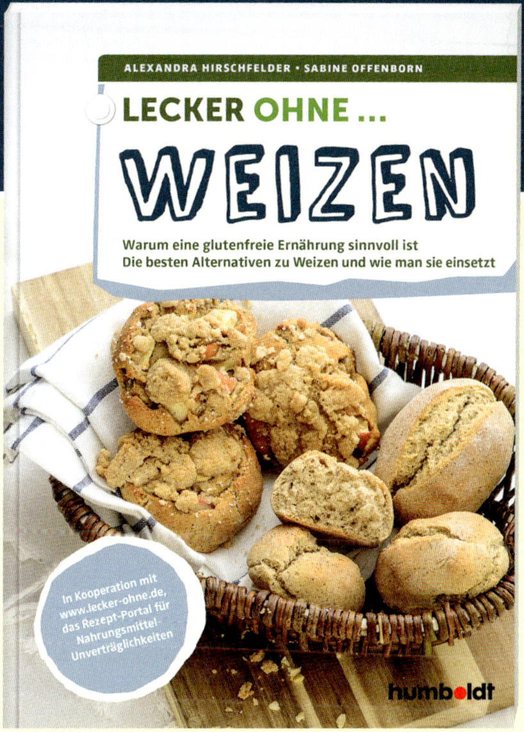

- „Fachlich fundierter und wohltuend unaufgeregt formulierter Ernährungsratgeber." DIE RHEINPFALZ/LEO
- Glutenfreie Ernährung: medizinisch fundierte Informationen verständlich erklärt
- Übersichten und Erläuterungen zu Getreidearten und wie man sie erfolgreich einsetzt
- Endlich viele glutenfreie Leckereien, die garantiert gelingen

152 Seiten
15,5 x 21,0 cm, Softcover
ISBN 978-3-89993-942-2
€ 19,99 [D] / € 20,60 [A]

Dieser Ratgeber ist auch als eBook erhältlich.

Weitere Bücher zu Gesundheitsthemen:
www.humboldt.de

humboldt

Bibliografische Information der Deutschen Nationalbibliothek
Die Deutsche Nationalbibliothek verzeichnet diese Publikation in der deutschen Nationalbibliografie; detaillierte bibliografische Daten sind im Internet über http://dnb.ddb.de/ abrufbar.

ISBN 978-3-86910-052-4 (Print)
ISBN 978-3-86910-053-1 (PDF)
ISBN 978-3-86910-054-8 (EPUB)

Fotos:
Titelfoto: Adobe Stock/artmim
Stock.adobe.com: Rido: 8/9; moremar: 11; rob3000: 16; artmim: 24/25; nenetus: 56/57; sirirak: 138/139
Die Feder: 21, 57, 64-80, 81-124, 125-136

Eine Marke der Schlüterschen Verlagsgesellschaft mbH & Co. KG
Hans-Böckler-Allee 7, 30173 Hannover
www.humboldt.de
www.schluetersche.de

Autorin und Verlag haben dieses Buch sorgfältig erstellt und geprüft. Für eventuelle Fehler kann dennoch keine Gewähr übernommen werden. Weder die Autorin noch der Verlag können für eventuelle Nachteile oder Schäden, die aus den im Buch vorgestellten Medikamenten und praktischen Hinweisen resultieren, eine Haftung übernehmen.
Ein Medikament kann warenrechtlich geschützt sein, ohne dass dies gesondert gekennzeichnet wurde.

Lektorat: Linda Strehl, München
Layout: Groothuis, Lohfert, Consorten, Hamburg
Covergestaltung: semper smile Werbeagentur GmbH, München
Satz: Die Feder, Konzeption vor dem Druck GmbH, Wetzlar
Druck und Bindung: Schleunungdruck GmbH, Marktheidenfeld